Manual de Condutas e Práticas Fisioterapêuticas no Câncer de Mama da ABFO

Thieme Revinter

Laura Rezende
Graduação em Fisioterapia pela Pontifícia Universidade Católica de Campinas (PUC-Campinas)
Especialista em Fisioterapia Aplicada à Saúde da Mulher pela Universidade Estadual de Campinas (UNICAMP)
Mestre e Doutora em Tocoginecologia pela Universidade Estadual de Campinas (UNICAMP)
Pós-Doutora pelo Departamento de Ginecologia, Obstetrícia e Mastologia da Universidade Estadual Paulista "Júlio de Mesquita Filho" (UNESP)
Docente dos Cursos de Graduação em Fisioterapia e Medicina e do Curso de Mestrado Acadêmico do Centro Universitário das Faculdades Associadas de Ensino de São João da Boa Vista (UNIFAE)

Larissa Louise Campanholi
Graduada em Fisioterapia pelo Centro de Ensino Superior dos Campos Gerais (CESCAGE)
Especialista em Fisioterapia em Oncologia pela Associação Brasileira de Fisioterapia em Oncologia (ABFO)
Mestre e Doutora em Oncologia (A. C. Camargo Cancer Center)
Diretora Científica da ABFO
Docente do Curso de Fisioterapia no CESCAGE
Fisioterapeuta no Instituto Sul Paranaense de Oncologia (Complexo ISPON)
Coordenadora da Pós-Graduação em Oncologia no IBRATE e no Instituto Fisiomar
Docente de Cursos de Pós-Graduação em Oncologia

Alessandra Tessaro
Graduada em Fisioterapia pela Universidade Luterana do Brasil (ULBRA)
Especialista em Fisioterapia em Oncologia pela Associação Brasileira de Fisioterapia em Oncologia (ABFO)
Fellow do Istituto Europeo di Oncologia – Milão, IT
Mestranda em Ciências da Reabilitação pela Universidade Federal de Ciências da Saúde (UFCSPA)
Fisioterapeuta do Núcleo Mama do Hospital Moinhos de Vento, RS
Docente Titular da Pós-Graduação em Oncologia do Hospital Moinhos de Vento, RS

Manual de Condutas e Práticas Fisioterapêuticas no Câncer de Mama da ABFO

Laura Rezende
Larissa Louise Campanholi
Alessandra Tessaro

Thieme
Rio de Janeiro • Stuttgart • New York • Delhi

Dados Internacionais de Catalogação na Publicação (CIP)

R467m

Rezende, Laura
Manual de Condutas e Práticas Fisioterapêuticas no Câncer de Mama da ABFO/Laura Rezende; Larissa Louise Campanholi & Alessandra Tessaro – 1. Ed. – Rio de Janeiro – RJ: Thieme Revinter Publicações, 2018.
126 p.: il; 14 × 21 cm.

Inclui Referências.
ISBN 978-85-5465-038-4

1. Avaliação. 2. Pós-Operatório. 3. Reconstrução Mamária. 4. Linfedema. 5. Complicações – Radioterapia, Quimioterapia e Hormonioterapia. I. Campanholi, Larissa Louise. II. Tessaro, Alessandra. III. Título.

CDD: 618.19
CDU: 618.19-006

Contato com as autoras:

LAURA REZENDE
rezendelaura@hotmail.com
laura@fae.br

LARISSA LOUISE CAMPANHOLI
larissalcm@yahoo.com.br

ALESSANDRA TESSARO
alessandra_tessaro@yahoo.com.br

Nota: O conhecimento médico está em constante evolução. À medida que a pesquisa e a experiência clínica ampliam o nosso saber, pode ser necessário alterar os métodos de tratamento e medicação. Os autores e editores deste material consultaram fontes tidas como confiáveis, a fim de fornecer informações completas e de acordo com os padrões aceitos no momento da publicação. No entanto, em vista da possibilidade de erro humano por parte dos autores, dos editores ou da casa editorial que traz à luz este trabalho, ou ainda de alterações no conhecimento médico, nem os autores, nem os editores, nem a casa editorial, nem qualquer outra parte que se tenha envolvido na elaboração deste material garantem que as informações aqui contidas sejam totalmente precisas ou completas; tampouco se responsabilizam por quaisquer erros ou omissões ou pelos resultados obtidos em consequência do uso de tais informações. É aconselhável que os leitores confirmem em outras fontes as informações aqui contidas. Sugere-se, por exemplo, que verifiquem a bula de cada medicamento que pretendam administrar, a fim de certificar-se de que as informações contidas nesta publicação são precisas e de que não houve mudanças na dose recomendada ou nas contraindicações. Esta recomendação é especialmente importante no caso de medicamentos novos ou pouco utilizados. Alguns dos nomes de produtos, patentes e design a que nos referimos neste livro são, na verdade, marcas registradas ou nomes protegidos pela legislação referente à propriedade intelectual, ainda que nem sempre o texto faça menção específica a esse fato. Portanto, a ocorrência de um nome sem a designação de sua propriedade não deve ser interpretada como uma indicação, por parte da editora, de que ele se encontra em domínio público.

Rua do Matoso, 170, Tijuca
20270-135, Rio de Janeiro – RJ, Brasil
http://www.ThiemeRevinter.com.br

Thieme Medical Publishers
http://www.thieme.com

Capa: Thieme Revinter Publicações Ltda.

Impresso no Brasil por Zit Editora e Gráfica Ltda.
5 4 3 2 1
ISBN 978-85-5465-038-4

PREFÁCIO

As doenças neoplásicas representam um grave problema de saúde pública em razão de sua alta incidência, morbidade e mortalidade. Várias estratégias vêm sendo implementadas com o objetivo de favorecer o controle do câncer por meio de ações de prevenção primária, secundária e terciária. Entretanto, essas estratégias somente terão algum impacto se todos os profissionais de saúde assumirem seu papel e atuarem de acordo com os princípios e diretrizes do nosso sistema de saúde.

Segundo a Resolução nº 397/2011 do Conselho Federal de Fisioterapia e Terapia Ocupacional (COFFITO), a "atuação do Fisioterapeuta em Oncologia se caracteriza pelo exercício profissional em todos os níveis de atenção à saúde, em todas as fases do desenvolvimento ontogênico, com ações de prevenção, promoção, proteção, rastreamento, educação, intervenção, recuperação e reabilitação do paciente oncológico". Nesse sentido, o fisioterapeuta exerce papel fundamental e estratégico no controle do câncer em nossa população.

Com o objetivo de colaborar na qualificação de fisioterapeutas, a Associação Brasileira de Fisioterapia em Oncologia (ABFO), na gestão 2013–2017, idealizou manuais de condutas e práticas de Fisioterapia em Oncologia. Dando continuidade, lançamos agora o manual direcionado à abordagem fisioterapêutica no câncer de mama.

O câncer de mama é a neoplasia de maior incidência entre as mulheres. Com a incorporação de novas tecnologias no tratamento oncológico, a maioria das mulheres sobrevivem a essa doença. Entretanto, várias complicações agudas e crônicas podem ocorrer em decorrência desse tratamento, o que pode comprometer todos os domínios da qualidade de vida dessas mulheres, repercutindo também em suas relações sociais, laborais e de lazer.

Portanto, a ênfase do cuidado fisioterapêutico nas mulheres com câncer de mama deve ser focada em todos os níveis de prevenção (primária, secundária e terciária) e incorporada em todos os níveis de atenção (baixa, média e alta complexidade), garantindo assim o acesso da população à atenção fisioterapêutica especializada.

Pensando nisso, o presente manual aborda a atuação da fisioterapia na prevenção e tratamento das principais complicações do tratamento sistêmico e locorregional do câncer de mama, fornecendo ao leitor as evidências científicas atuais, integradas à grande experiência prática e acadêmica dos autores.

Esperamos, dessa forma, que este Manual seja um instrumento que favoreça à implementação das ações de controle do câncer de mama, por meio de qualificada assistência fisioterapêutica.

Anke Bergmann
Presidente da Associação Brasileira de Fisioterapia em Oncologia
(Gestão 2017-2021)

Jaqueline Munaretto Timm Baiocchi, Larissa Louise Campanholi
Samantha Karlla Lopes de Almeida Rizzi
Comitê de edição de manuais

AGRADECIMENTOS

Agradecemos à Associação Brasileira de Fisioterapia em Oncologia (ABFO) por incentivar o desenvolvimento técnico-científico dos fisioterapeutas que trabalham com Oncologia.

Agradecemos à Diretoria 2013-2017 da ABFO, em particular à Dra. Angela Gonçalves Marx e à Dra. Patrícia Vieira Guedes Figueira, pela idealização e revisão inicial deste Manual.

Agradecemos à Dra. Nair Paim, que muito contribuiu com a revisão do texto deste Manual.

Agradecemos a todos os membros da Diretoria 2017-2021 da ABFO, em nome de sua presidente Dra. Anke Bergmann, que não mediram esforços para que este Manual pudesse se tornar realidade.

Agradecemos às nossas famílias pelo apoio incondicional nos momentos de ausência para a redação desta obra.

DEDICATÓRIA

Dedicamos este Manual a todos os pacientes oncológicos e aos profissionais fisioterapeutas, para que possam melhor nortear suas condutas, a fim de proporcionar maiores benefícios a seus pacientes.

INTRODUÇÃO

O câncer de mama é o câncer mais comum entre as mulheres, excetuando o câncer de pele que corresponde a 25% dos casos novos de câncer no Brasil a cada ano (INCA, 2017). Espera-se, nos Estados Unidos, que a cada 8 mulheres, 1 (12%) tenha câncer de mama em algum momento de sua vida (*American Cancer Society*, 2016a). A *American Cancer Society* estimou que ocorreriam, nos Estados Unidos, em 2017, em decorrência do câncer de mama:

- 252.710 novos casos de câncer de mama invasivo em mulheres (*American Cancer Society*, 2016a).
- 63.410 novos casos de carcinoma *in situ* (câncer não invasivo) em mulheres (*American Cancer Society*, 2016a).
- 40.610 óbitos de mulheres (*American Cancer Society*, 2016a).
- 2.600 novos casos de câncer de mama invasivo em homens (*American Cancer Society*, 2016b).
- 440 óbitos de homens (*American Cancer Society*, 2016b).

No Brasil, o Instituto Nacional do Câncer (2017) estima que 59.700 casos novos sejam diagnosticados no biênio de 2018-2019. O número anual de óbitos é 15.403.

O câncer de mama é a segunda causa de morte por câncer entre as mulheres (a primeira é por câncer de pulmão). A chance de uma mulher vir a óbito em decorrência do câncer de mama é de aproximadamente 30% (*American Cancer Society*, 2016a).

A mortalidade em função do câncer de mama vem diminuindo desde 1989, em função do diagnóstico precoce e da oferta de melhores tratamentos. Atualmente, nos Estados Unidos, há cerca de 2,8 milhões de mulheres que tiveram câncer de mama (*American Cancer Society*, 2016a).

Diante desse contexto, com expressivos números de casos novos diagnosticados a cada ano e com o aumento de sobrevida após a doença, a preocupação com a recuperação funcional e com minimização da morbidade tornou-se fundamental. A medicina deu quantidade de anos a essas mulheres e a fisioterapia precisa dar qualidade de vida a esses anos.

Este Manual tem como objetivo apresentar um guia de orientações e condutas práticas clínicas para que o fisioterapeuta possa embasar seu tratamento em mulheres com câncer de mama. Para melhor entendimento, o Manual está apresentado em capítulos, enfocando, principalmente, os diferentes momentos do pós-tratamento cirúrgico e/ou adjuvante, porém, sem descuidar da atenção ao pré-operatório e da educação da paciente.

REFERÊNCIAS BIBLIOGRÁFICAS

American Cancer Society. Breast Cancer 2016. Atlanta, Ga: American Cancer Society; 2016a.

American Cancer Society. Breast Cancer in Men 2016. Atlanta, Ga: American Cancer Society; 2016b.

Estimativa 2018: Incidência de câncer no Brasil / Instituto Nacional de Câncer José de Alencar Gomes da Silva. Coordenação de Prevenção e Vigilância. Rio de Janeiro: INCA, 2017.

SUMÁRIO

Manual de Condutas e Práticas Fisioterapêuticas no Câncer de Mama da ABFO

Thieme Revinter

AVALIAÇÃO FISIOTERAPÊUTICA NA MULHER COM CÂNCER DE MAMA

CAPÍTULO 1

Laura Rezende
Larissa Louise Campanholi

O momento pré-operatório é a oportunidade para o fisioterapeuta conhecer a paciente antes que qualquer intervenção seja realizada. É sempre um momento de ansiedade para essa mulher, que precisa ser bem orientada em relação à sua recuperação funcional.

O fisioterapeuta deve iniciar sua consulta fazendo uma anamnese minuciosa. Além das informações relativas ao câncer de mama, a mulher deve ser questionada em relação aos seus antecedentes osteomioarticulares. É fundamental que o fisioterapeuta tenha conhecimento das condições prévias de estruturas que estarão envolvidas no processo de reabilitação, como ossos, bursas, tendões, cápsulas articulares, músculos e ligamentos.

É essencial que o fisioterapeuta se informe sobre a cirurgia realizada. As cirurgias podem ser radicais (retirada de toda a mama) ou conservadoras (quando a mama é preservada total ou parcialmente). A mastectomia é uma técnica cirúrgica em que toda a mama é retirada. Nesse caso, o fisioterapeuta precisará avaliar a presença ou ausência dos músculos peitorais maior e menor. Em caso de presença, o fisioterapeuta precisará avaliar o trofismo muscular. Já as cirurgias conservadoras podem ser quadrantectomia – cirurgia que remove o quadrante da mama onde está localizado o carcinoma mamário, incluindo a pele e a fáscia do peitoral; ou tumorectomia – que consiste na remoção de tecido mamário suficiente para a retirada do tumor com as margens livres de doença, preservando a mama e não promovendo qualquer retirada muscular ou de fáscia muscular (Haagensen, 1986).

A realização de cirurgia radical ou conservadora do carcinoma mamário pode ser realizada com linfonodectomia axilar ou por meio de técnica da biópsia do linfonodo sentinela.

Por ser o câncer uma doença sistêmica, a abordagem axilar atualmente é realizada com o objetivo de redução da recidiva regional e para estabelecimento do prognóstico da doença. O fisioterapeuta precisará ter conhecimento sobre a técnica de abordagem axilar realizada:

- Linfonodectomia axilar (retirada dos linfonodos axilares). Também é importante ter conhecimento sobre a quantidade de linfonodos retirados e a quantidade de linfonodos comprometidos pela doença.
- Técnica da biópsia do linfonodo sentinela (retirada do primeiro linfonodo da cadeia de drenagem linfática do tumor). Caso nesse linfonodo não haja células tumorais, os demais linfonodos poderão ser preservados. Em caso de presença de células tumorais, o cirurgião realizará a linfonodectomia (Zurrida *et al.*, 2002; Morrow e Harris, 2002).

Após a anamnese, o fisioterapeuta também deve realizar um eficiente exame físico, tanto no pré- quanto no pós-operatório. Deve ser avaliado o movimento articular, a força muscular e a funcionalidade dos membros superiores, assim como sua relação com a coluna vertebral.

A goniometria deve ser utilizada para medir a amplitude de movimento da articulação do ombro, em graus. Para realizar a goniometria, a mulher deve permanecer com a região a ser avaliada despida, com movimentação ativa do ombro e com bom alinhamento postural.

Na flexão do ombro, o movimento pode ser realizado levando o braço para frente, com a palma da mão voltada medialmente paralela ao plano sagital, em decúbito dorsal (Fig. 1-1).

Na extensão do ombro, o movimento pode ser realizado levando o braço para trás, com a palma da mão voltada medialmente paralela ao plano sagital, em ortostatismo (Fig. 1-2).

Na abdução do ombro, o movimento pode ser realizado levando o braço lateralmente ao corpo, com a palma da mão voltada anteriormente, paralela ao plano frontal, em decúbito lateral (Fig. 1-3).

Na adução do ombro, o movimento pode ser realizado levando o braço medialmente ao corpo, com palma da mão voltada anteriormente paralela ao plano frontal, em ortostatismo (Fig. 1-4).

Na rotação interna do ombro, o movimento pode ser realizado com o braço em 90 graus de abdução, mantendo o cotovelo em flexão de 90 graus, levando-o em rotação medial, em decúbito dorsal (Fig. 1-5).

Na rotação externa do ombro, o movimento pode ser realizado com o braço em 90 graus de abdução, mantendo o cotovelo em flexão de 90 graus, levando-o em rotação lateral, em decúbito dorsal (Fig. 1-6).

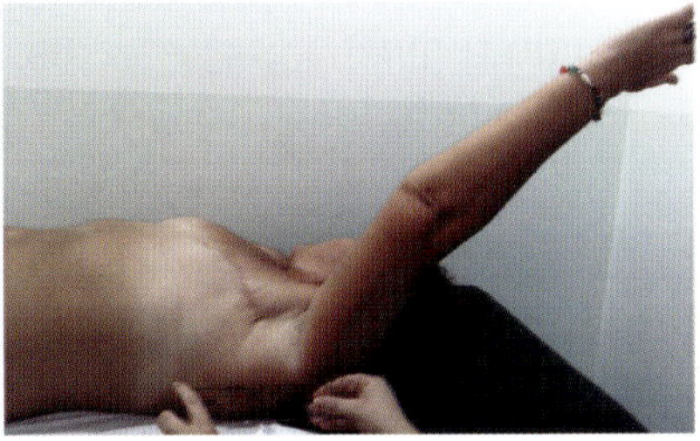

Figura 1-1. Goniometria de flexão de ombro.

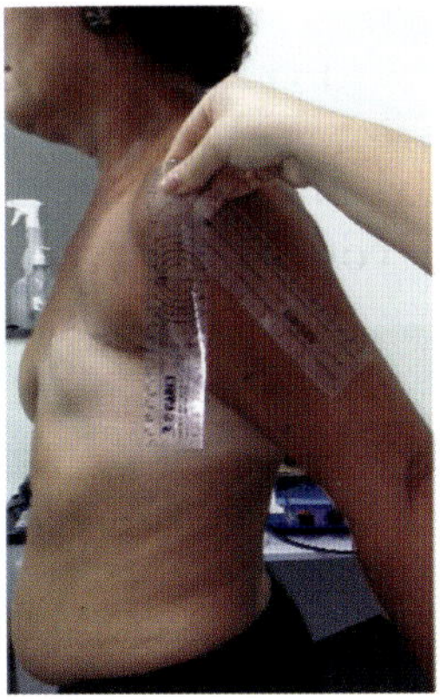

Figura 1-2. Goniometria de extensão de ombro.

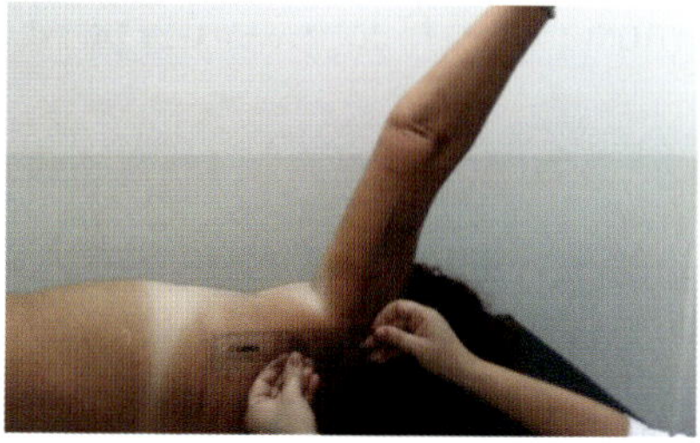

Figura 1-3. Goniometria de abdução de ombro.

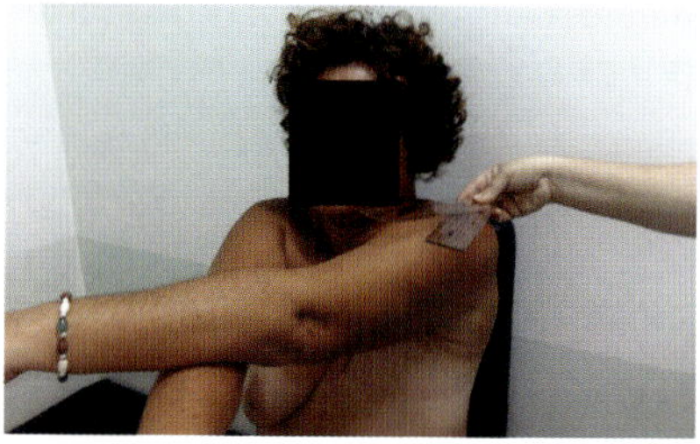

Figura 1-4. Goniometria de adução de ombro.

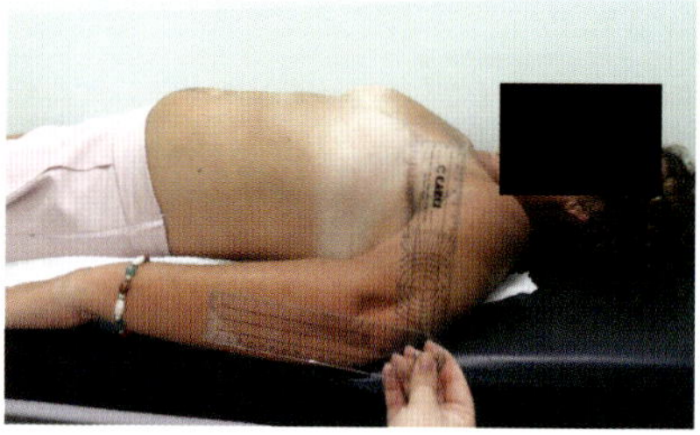

Figura 1-5. Goniometria de rotação interna de ombro.

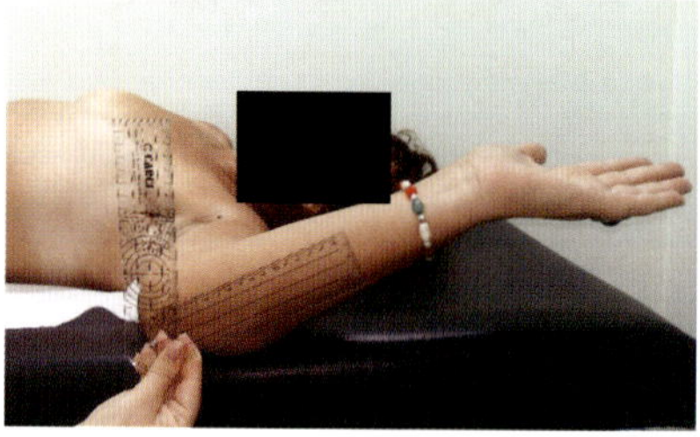

Figura 1-6. Goniometria de rotação externa de ombro.

Para a graduação do teste de força muscular, o fisioterapeuta pode orientar-se pelo Quadro 1-1.

A dor pode ser avaliada por meio da escala visual analógica de dor (EVA), conforme a Figura 1-7.

Existem alguns questionários validados para a avaliação da capacidade funcional do membro superior que podem ser utilizados no pré- e pós-operatório de câncer de mama, como o *Quick*DASH, desenvolvido pelo *Institute for Work and Health* (2003), apresentado nos Quadros 1-2 e 1-3. Tão ou mais importante que os dados objetivos do movimento da mulher, como força muscular e amplitude de movimento, é a função do membro superior. Ter essa informação é importante para que o acompanhamento da paciente possa ser realizado.

Quadro 1-1. Graduação da Força Muscular

Graduação	Descrição
0	Nenhuma contração muscular palpável ou observável
1	Contração muscular palpável, não é observado qualquer movimento da parte do corpo
2	Amplitude integral do movimento com a eliminação da gravidade, mínima ADM presente contra a gravidade
3	Amplitude integral do movimento presente contra gravidade
4	Amplitude integral do movimento presente contra gravidade, com considerável resistência propiciada pelo examinador
5	Amplitude integral do movimento presente contra gravidade, com rigorosa resistência aos movimentos propiciada pelo examinador

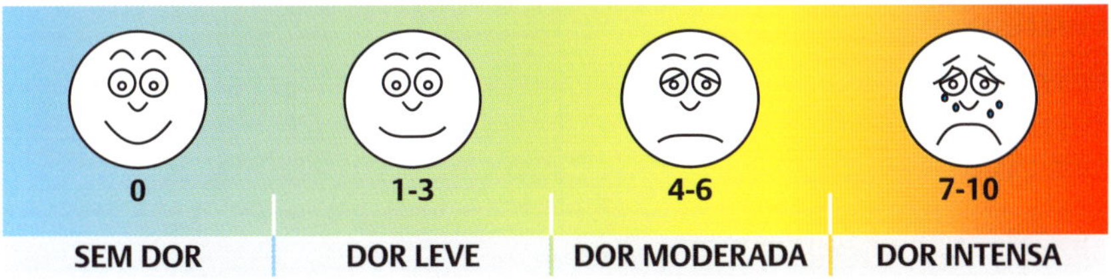

Figura 1-7. Escala visual analógica (EVA) para aferição da intensidade da dor no paciente, sendo 0 a ausência total de dor e 10 o nível de dor máxima suportável.

Quadro 1-2. *Quick*DASH: Disfunções do Braço, Ombro e Mão

Meça a sua habilidade de fazer as seguintes atividades na semana anterior circulando a resposta apropriada abaixo:

	Não houve dificuldade	Houve pouca dificuldade	Houve dificuldade média	Houve muita dificuldade	Não conseguiu fazer
1. Abrir um vidro novo ou com a tampa muito apertada	1	2	3	4	5
2. Escrever	1	2	3	4	5
3. Virar uma chave	1	2	3	4	5
4. Preparar uma refeição	1	2	3	4	5
5. Abrir uma porta pesada	1	2	3	4	5
6. Colocar algo em uma prateleira acima de sua cabeça	1	2	3	4	5
7. Fazer tarefas domésticas pesadas (p. ex., lavar paredes, lavar o chão)	1	2	3	4	5
8. Fazer trabalho de jardinagem	1	2	3	4	5
9. Arrumar a cama	1	2	3	4	5
10. Carregar uma sacola ou uma maleta	1	2	3	4	5
11. Lavar suas costas	1	2	3	4	5

Quadro 1-2. *Quick*DASH: Disfunções do Braço, Ombro e Mão *(Continuação.)*

Meça a sua habilidade de fazer as seguintes atividades na semana anterior circulando a resposta apropriada abaixo:					
13. Trocar uma lâmpada acima da cabeça	1	2	3	4	5
14. Lavar ou secar o cabelo	1	2	3	4	5
15. Vestir uma blusa fechada	1	2	3	4	5
16. Usar uma faca para cortar alimentos	1	2	3	4	5
17. Atividades recreativas que exigem pouco esforço (p. ex., jogar cartas, tricotar)	1	2	3	4	5
18. Atividades recreativas que exigem força ou impacto nos braços, ombros ou mãos (p. ex., jogar vôlei, martelar)	1	2	3	4	5
19. Atividades recreativas nas quais você move seu braço livremente (como pescar, jogar peteca)	1	2	3	4	5
20. Transportar-se de um lugar a outro (ir de um lugar a outro)	1	2	3	4	5

(Continua.)

Quadro 1-2. *Quick*DASH: Disfunções do Braço, Ombro e Mão *(Continuação.)*

Meça a sua habilidade de fazer as seguintes atividades na semana anterior circulando a resposta apropriada abaixo:					
21. Atividades sexuais	1	2	3	4	5
Meça a sua habilidade de fazer as seguintes atividades na semana anterior circulando a resposta apropriada abaixo:					
	Não afetou	**Afetou pouco**	**Afetou medianamente**	**Afetou muito**	**Afetou extremamente**
22. Em que ponto seu problema com braço, ombro ou mão afetou atividades normais com família, amigos, vizinhos?	1	2	3	4	5
	Não limitou	**Limitou pouco**	**Limitou medianamente**	**Limitou muito**	**Não conseguiu fazer**
23. Seu trabalho ou atividades diárias foram limitadas em razão de seu problema com braço, ombro ou mão?	1	2	3	4	5
Meça a gravidade dos seguintes sintomas na semana anterior:					
	Nenhuma	**Pouca**	**Mediana**	**Muita**	**Extrema**
24. Dor no braço, ombro ou mão quando você fazia atividades específicas	1	2	3	4	5

Quadro 1-2. ***Quick*****DASH: Disfunções do Braço, Ombro e Mão *(Continuação.)***

Meça a gravidade dos seguintes sintomas na semana anterior:					
25. Desconforto na pele (alfinetadas) no braço, ombro ou mão	1	2	3	4	5
26. Fraqueza no braço, ombro ou mão	1	2	3	4	5
27. Dificuldade em mover braço, ombro ou mão	1	2	3	4	5

Meça a sua dificuldade em fazer as seguintes atividades na semana anterior circulando a resposta apropriada abaixo:					
	Não houve	**Pouca**	**Média**	**Muita**	**Tão difícil que você não pode dormir**
28. Qual dificuldade você teve para dormir por causa da dor no seu braço, ombro ou mão?	1	2	3	4	5

Meça a sua habilidade de fazer as seguintes atividades na semana anterior circulando a resposta apropriada abaixo:					
	Discordo totalmente	**Discordo**	**Não concordo nem discordo**	**Concordo**	**Concordo totalmente**
29. Eu me sinto menos capaz, confiante e útil por causa do meu problema com braço, ombro ou mão	1	2	3	4	5

Escores dos sintomas e disfunção do *Quick*DASH = [(soma das respostas/n) – 1] x 25; o *n* é o número completo de respostas.
O escore do *Quick*DASH não pode ser calculado se houver mais de um item não válido.

Quadro 1-3. *Quick*DASH: Disfunções do Braço, Ombro e Mão

MÓDULO OPCIONAL ESPORTES

As questões que se seguem são a respeito do impacto causado no braço, ombro ou mão quando você toca instrumento musical, pratica esportes ou ambos. Se você toca mais de um instrumento, pratica mais de um esporte ou ambos, por favor, responda com relação ao que é mais importante para você. Por favor, indique o esporte ou instrumento que é mais importante para você: ____________________.

☐ Eu não toco instrumentos ou pratico esportes (você pode pular esta parte).

Por favor, circule o número que melhor descreve sua habilidade física na semana anterior.

	Fácil	**Pouco difícil**	**Dificuldade média**	**Muito difícil**	**Não conseguiu fazer**
1. Uso de sua técnica habitual para tocar instrumento ou praticar esporte?	1	2	3	4	5
2. Tocar o instrumento ou praticar o esporte por causa de dor no braço, ombro ou mão?	1	2	3	4	5
3. Tocar seu instrumento ou praticar o esporte tão bem quanto você gostaria?	1	2	3	4	5
4. Usar a mesma quantidade de tempo tocando seu instrumento ou praticando esporte?	1	2	3	4	5

Quadro 1-3. *Quick*DASH: Disfunções do Braço, Ombro e Mão *(Continuação.)*

MÓDULO OPCIONAL TRABALHO

As questões seguintes são sobre o impacto do seu problema no braço, ombro ou mão em sua habilidade de trabalhar (incluindo tarefas domésticas, se este é seu trabalho). Por favor, indique qual é seu trabalho:______________________________.

☐ Eu não trabalho (você pode pular esta parte).

Por favor, circule o número que melhor descreve sua habilidade física na semana anterior.

	Fácil	Pouco difícil	Dificuldade média	Muito difícil	Não conseguiu fazer
1. Uso de sua técnica habitual para seu trabalho?	1	2	3	4	5
2. Fazer seu trabalho usual por causa de dor em seu braço, ombro ou mão?	1	2	3	4	5
3. Fazer seu trabalho tão bem quanto você gostaria?	1	2	3	4	5
4. Usar a mesma quantidade de tempo fazendo seu trabalho?	1	2	3	4	5

Escores dos módulos opcionais: somar os valores de cada resposta; dividir por 4 (número de itens); subtrair 1; multiplicar por 25.

O escore do módulo opcional não pode ser calculado se houver mais de 1 item não válido.

Avaliada a amplitude de movimento da articulação do ombro (bilateralmente), força muscular (bilateralmente) e capacidade funcional, o fisioterapeuta deve passar a avaliar a perimetria de membro superior (Ancukiewicz *et al.*, 2011), pelo risco de desenvolvimento de linfedema após a cirurgia por câncer de mama.

Aspecto importante para a avaliação da circunferência do membro superior é que os pontos escolhidos sejam sempre os mesmos, e que em todas as reavaliações a posição da paciente, a pressão e a posição da fita métrica sejam sempre as mesmas.

Uma sugestão para a marcação desses pontos é tomar a linha interarticular do cotovelo como ponto zero e fazer as marcações (Fig. 1-8):

- Articulação metacarpofalangiana.
- Processo estiloide do rádio.
- 5, 10 e 15 cm abaixo do ponto zero.
- 5, 10 e 15 cm acima do ponto zero.

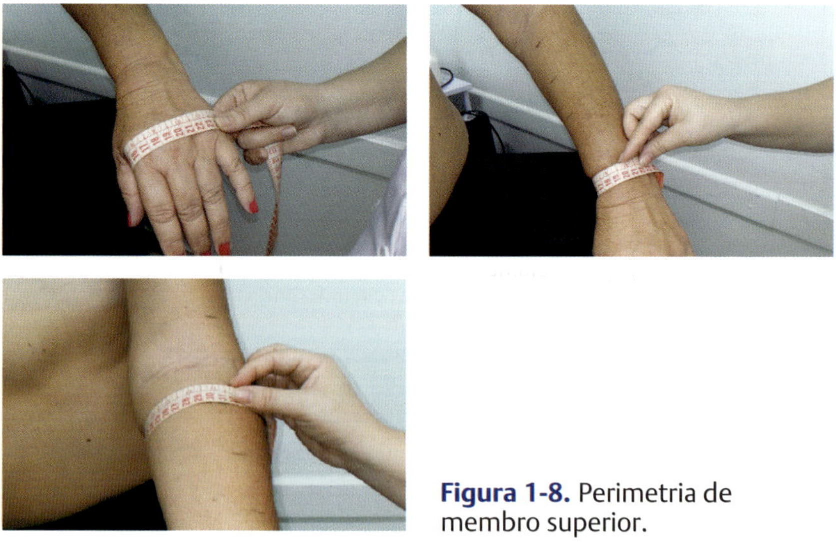

Figura 1-8. Perimetria de membro superior.

A avaliação do membro superior utilizando a perimetria manual também pode ser realizada pela fórmula do cone truncado (Ancukiewicz *et al*, 2011), e outra sugestão é partindo da linha interarticular do cotovelo com intervalos de 7 cm (Fig. 1-9).

A avaliação postural deve preceder a cirurgia com o objetivo de identificar as alterações posturais prévias e evitar as repercussões futuras na biomecânica postural no pós-operatório.

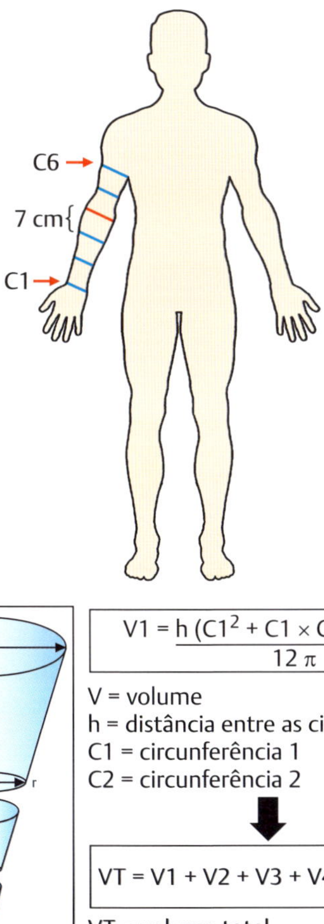

$$V1 = \frac{h\,(C1^2 + C1 \times C2 + C2^2)}{12\,\pi}$$

V = volume
h = distância entre as circunferências
C1 = circunferência 1
C2 = circunferência 2

$$VT = V1 + V2 + V3 + V4 + V5 + V6$$

VT = volume total

Figura 1-9. Fórmula do cone truncado.

ATIVIDADE FÍSICA NA PREVENÇÃO DO CÂNCER DE MAMA E RECIDIVAS

No momento da avaliação fisioterapêutica, é importante que a paciente seja orientada para a realização de atividade física. Segundo Zhong *et al.* (2014), a atividade física praticada regularmente, de forma moderada ou intensa, reduz em 29% a mortalidade por câncer de mama. Os estudos de Schmid e Leitzmann (2014) sugerem como ideal incluir 150 min/semana de atividade física moderada.

Segundo Hayes *et al.* (2013), a atividade física contínua melhora a qualidade de vida das sobreviventes do câncer de mama, assim como a funcionalidade dos membros superiores.

Alguns dos benefícios da atividade física são: o aumento da função imune, diminuição da inflamação, controle do IMC, regulação da angiogênese, mecanismos de reparo do DNA, melhora das funções cardiorrespiratórias, modulação da expressão de estrogênio e progesterona entre outras (Berntsen, 2017), além de reduzir o risco de recidivas e da mortalidade, melhorando o sistema imunológico e a qualidade física e emocional do paciente (Kim, 2013).

REFERÊNCIAS BIBLIOGRÁFICAS

Ancukiewicz M, Russell TA, Otoole J et al. Standardized method for quantification of developing lymphedema in patients treated for breast cancer. Int J Radiat Oncol Biol Phys 2011;79:1436-43.

Berntsen S, Aaronson NK, Buffart L et al. Design of a randomized controlled trial of physical training and cancer (Phys-Can) - the impact of exercise intensity on cancer related fatigue, quality of life and disease outcome. BMC Cancer 2017;27:17(1):218.

Haagensen CD. Enfermedades de la mama. Buenos Aires: Médica Panamericana; 1986.

Hayes SC, Rye S, Disipio T et al. Exercise for health: a randomized, controlled trial evaluating the impact of a pragmatic, translational exercise intervention on the quality of life, function and treatment-related side effects following breast cancer. Breast Cancer Res Treat 2013;137(1):175-86.

Institute for Work and Health. Tradução de Orfale AG, Araújo PMP, Ferraz MB, Natour J. (Acesso em 2003). Disponível em http://www.dash.iwh.on.ca/sites/dash/public/translations/DASH_Portuguese_Brazil_2013.pdf

Kim J, Choi WJ, Jeong SH. The effects of physical activity on breast cancer survivors after diagnosis. J Cancer Prev 2013;18(3):193-200.

Morrow M, Harris JR. Tratamento primário do câncer de mama. In: Harris JR, Lippman ME, Morrow M, Osborne CK. Doenças da mama. Rio de Janeiro: Medsi; 2002.

Schmid D, Leitzmann MF. Association between physical activity and mortality among breast cancer and colorectal cancer survivors: a systematic review and meta-analysis. Ann Oncol 2014;25(7):1293-311.

Zhong S, Jiang T, Ma T et al. Association between physical activity and mortality in breast cancer: a meta-analysis of cohort studies. Eur J Epidemiol 2014;29(6):391-404.

Zurrida S, Orecchia R, Galimbert V, Luini A, Giannetti I, Ballardini B, Amadori A, Veronesi G, Veronesi U. Axillary radiotherapy instead of axillary dissection: a randomized trial. Italian Oncological Senology Group. Ann Surg Oncol. 2002 Mar;9(2):156-60.

CAPÍTULO 2

PÓS-OPERATÓRIO DE CÂNCER DE MAMA

Laura Rezende
Larissa Louise Campanholi

Quanto mais precoce o início da fisioterapia, melhor, mais fácil e mais rápida será a recuperação da paciente. O fisioterapeuta deve ter em mente que é preciso contribuir para a reabilitação da ADM do ombro da paciente sem correr o risco de desencadear complicações linfáticas e cicatriciais.

No pós-operatório imediato, a recuperação da limitação de movimento no ombro homolateral à cirurgia da mama é, comumente, o objetivo principal do fisioterapeuta, sendo que os movimentos de flexão, abdução e rotação externa são os mais afetados (Campanholi *et al.*, 2006).

A mobilização do ombro, quando realizada precocemente, auxilia no restabelecimento da função do membro e desperta na mulher o sentimento de independência, além de estimular sua percepção em relação à importância da qualidade de vida no processo de tratamento do câncer de mama. Diversos autores concordam que o tratamento fisioterapêutico pós-operatório é decisivo na prevenção das complicações decorrentes da linfonodectomia para tratamento do câncer de mama (Nascimento *et al.*, 2012).

Os procedimentos fisioterapêuticos que podem ser utilizados para o tratamento de alterações osteomioarticulares são: alongamentos musculares, mobilizações articulares, terapia manual, exercícios ativos, passivos e resistidos, reeducação postural, readaptação domiciliar e ocupacional, caso necessário.

A fisioterapia deve ser iniciada no pós-operatório imediato e realizada com cuidado enquanto a paciente está fazendo uso do dreno e/ou até retirada de pontos. Os exercícios de mobilização precoce da articulação do ombro devem ser incluídos e o limite da paciente deve ser respeitado.

Deve-se ter especial cuidado na mobilização articular para não provocar aumento da incidência de complicações linfáticas e cicatriciais, como por exemplo, seroma e deiscência da ferida cirúrgica.

A fim de possibilitar a melhor escolha para a mobilização do membro superior no pré-operatório imediato, primeiramente é necessário rever essas complicações e avaliar as possíveis implicações da técnica proposta no processo cicatricial. Tanto quanto o tipo de exercício, é importante considerar também a amplitude e a intensidade dos exercícios (Quadro 2-1).

Avaliando o Quadro 2-1, pode-se perceber que a indicação dos exercícios beneficia a recuperação da ADM do ombro, mas, caso seja mal indicado, pode gerar prejuízos para a paciente, uma vez que a ocorrência de seroma e deiscência podem ser maiores. O aumento do volume de linfa drenada, provocada pelo exercício, enquanto a paciente está com o dreno, pode levar a aumento do tempo de permanência do mesmo, o que aumenta as chances de uma infecção pós-operatória.

Analisando a situação da paciente dessa forma, chega-se à conclusão de que um programa de fisioterapia mal elaborado pode trazer prejuízos importantes à paciente. Essa é uma das razões de muitos

Quadro 2-1. Influência dos Exercícios nas Complicações no Pós-Operatório Imediato de Câncer de Mama

	PO imediato	**Realização de exercícios de membro superior**
ADM ombro	Restrição da amplitude de movimento do ombro	Beneficiado
Complicação linfática	Volume de secreção drenado	Prejudicado
	Seroma	Prejudicado
Complicação cicatricial	Deiscência	Prejudicado

médicos mastologistas, principalmente no interior do país e fora dos hospitais universitários, prorrogarem, ou até mesmo evitarem, o encaminhamento da paciente no pós-operatório imediato a um fisioterapeuta (Cinar *et al.*, 2008). Por outro lado, a não realização da fisioterapia nesse momento pode provocar tardiamente complicações para a articulação do ombro como desenvolvimento do ombro congelado ou capsulite adesiva causada pela imobilização (Rezende *et al.*, 2005; Woodward e Best, 2000).

Uma alternativa para manter a integridade da articulação do ombro, prevenindo possíveis disfunções, seria a recomendação de exercícios precoces de mobilidade articular como exercícios pendulares, rotatórios ou de Codman (Cinar *et al.*, 2008) ou limitar a ADM do ombro durante a realização dos exercícios. Esses exercícios são técnicas de automobilização que utilizam o efeito da gravidade para separar o úmero da cavidade glenoide por meio de movimentos oscilatórios com leve tração que proporcionam mobilização precoce às estruturas articulares e líquido sinovial (Kisner e Colby, 2015). Dessa maneira, fica preservada a funcionalidade articular sem aumentar a incidência das complicações linfáticas. Enquanto não são introduzidos os exercícios para recuperação da ADM, o fisioterapeuta pode promover ganho da capacidade funcional e mobilidade da articulação do ombro.

Considerando que a maior chance de aparecimento do seroma é entre 48 e 72 horas após a retirada do dreno, esses exercícios estariam indicados até 72 horas após a retirada do mesmo. Depois desse período, e na ausência de formação de seroma, os exercícios poderão ser iniciados.

Os protocolos de exercícios variam entre os serviços, mas apresentam os mesmos objetivos. Dentre as técnicas preconizadas destacam-se alongamento da musculatura cervical e membros superiores, mobilização de ombros e escápulas e exercícios ativos de membros superiores. As atividades podem ser realizadas individualmente e/ou em grupo.

Além dos exercícios ativos, que podem ser feitos com o uso de recursos mecanoterápicos como bastões e bolas, devem ser incluídos exercícios de alongamento (Casla *et al.*, 2014). Durante a realização dos alongamentos, é importante estar atento quanto à extensão da articulação do cotovelo e não descuidar da queixa de dor da paciente (comumente relatada como uma sensação de que a musculatura "vai rasgar"). No pós-operatório, os exercícios devem ser realizados respeitando-se os limites da dor, evitando a tração tecidual na região da cicatriz e enfatizando os movimentos de flexão, abdução e rotação externa do ombro. A Figura 2-1 demonstra alguns exercícios que devem servir de base para a conduta fisioterapêutica nessa fase. Eles podem ser repetidos duas vezes ao dia e, portanto, devem ser ensinados para que sejam realizados em domicílio. As pacientes no pós-operatório de câncer de mama devem receber manuais de orientações de exercícios domiciliares, mas essa orientação não substitui a necessidade da supervisão do fisioterapeuta.

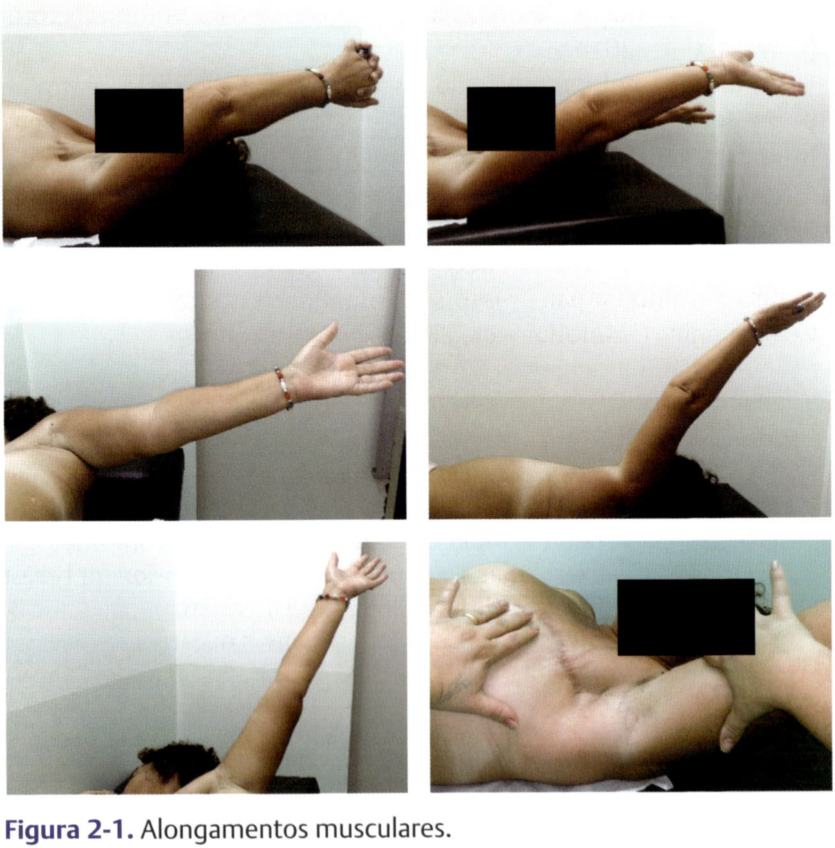

Figura 2-1. Alongamentos musculares.

A recuperação da mulher no pós-operatório de câncer de mama costuma ser relativamente rápida. Não é uma recuperação dolorosa e a mulher deve ser sempre incentivada a realizar suas atividades de vida diária normalmente. As atividades rotineiras não devem ser restringidas. Atividades extenuantes devem ser evitadas. Essas mulheres devem ser estimuladas a voltar às suas atividades normais assim que possível, inclusive para as suas atividades físicas regulares – pelo menos 150 minutos, moderadamente, ou 75 minutos, vigorosamente, por semana, associado à realização de exercícios resistidos ao menos 2 vezes por semana (Runowicz *et al.*, 2015). A realização dos exercícios no pós-operatório estimula a contração muscular, sendo um mecanismo para aumento da drenagem linfática e venosa. Os exercícios também favorecem a criação de novas anastomoses após a linfonodectomia (Oliveira *et al.*, 2014).

O uso da fotobiomodulação ou *laser* de baixa potência é um importante aliado do fisioterapeuta no tratamento de complicações de mulheres no pós-operatório de câncer de mama. Várias são as complicações que podem ser tratadas com o uso do *laser*, entre elas radiodermite, neuropatia periférica, linfedema e mucosite oral. Apesar de mais estudos ainda serem necessários, o *laser* parece ser um recurso seguro e promissor para minimizar complicações durante o tratamento oncológico (Hamblin *et al.*, 2018).

REFERÊNCIAS BIBLIOGRÁFICAS

Campanholi, LL, Goes JA, Alves LBG, Nunes LCBG. Análise goniométrica no pré e pós-operatório de mastectomia com aplicação de protocolo fisioterapêutico. RUBS 2006;2:14-23.

Casla S, Hojman P, Márques-Rodas I et al. Running away from side effects: physical exercise as a complementary intervention for breast cancer patients. Clin Transl Oncol 2015;17(3):180-96.

Cinar N, Seckin U, Keskin D et al. The effectiveness of early rehabilitation in patients with modified radical mastectomy. Cancer Nurs 2008;31(2):160-5.

Hamblin MR, Nelson ST, Strahan JR. Photobiomodulation and Cancer: What Is the Truth? Photomed Laser Surg. 2018 May;36(5):241-245.

Kisner C, Colby LA. Exercícios terapêuticos: fundamentos e técnicas, 6.ed. Rio de Janeiro: Ed. Manole; 2015.

Nascimento SL, Oliveira RR et al. Complicações e condutas fisioterapêuticas após cirurgia por câncer de mama: estudo retrospectivo. Fisioterapia e Pesquisa 2012;19(3):248-53.

Oliveira MM, de Rezende LF, do Amaral MT et al. Manual lymphatic drainage versus exercise in the early postoperative period for breast cancer. Physiother Theory Pract 2014;30(6):384-9.

Rezende LF, Franco RL, Gurgel MSC. Fisioterapia no pós-operatório de câncer de mama: o que considerar. Rev Cien Med 2005;14(3):295-302.

Runowicz CD, Leach CR, Henry NL et al. American Cancer Society/ American Society of Clinical Oncology Breast Cancer Survivorship Care Guideline. J Clin Oncology 2016.

Woodward TW, Best TM. The painful shoulder: part II. Acute and chronic disorders. Am Fam Physicians 2000;61(11):3291-300.

COMPLICAÇÕES NO PÓS-OPERATÓRIO DE CÂNCER DE MAMA

Laura Rezende
Larissa Louise Campanholi

SÍNDROME DA REDE AXILAR

Síndrome da rede axilar (SRA) é uma complicação frequente no pós-operatório imediato de câncer de mama. É caracterizada por cordões fibrosos palpáveis e visíveis na superfície da pele com origem na axila (Fig. 3-1), podendo-se estender pela região medial do braço, pela fossa cubital, antebraço, punho e base do polegar. Pode, também, ser

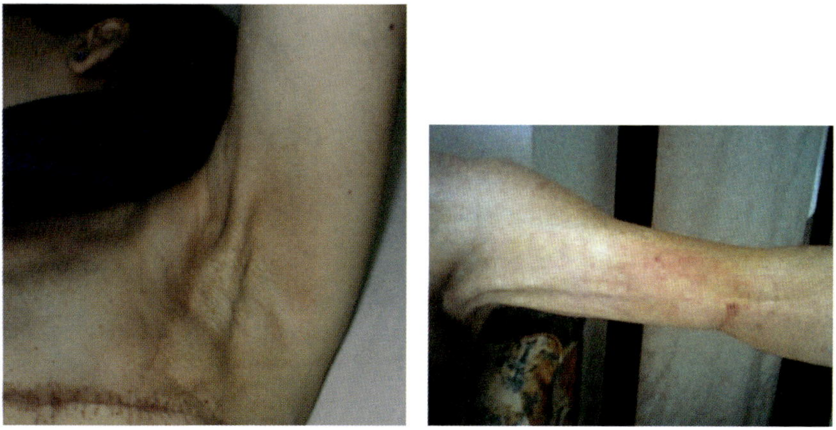

Figura 3-1. Síndrome da rede axilar. *(Continua.)*

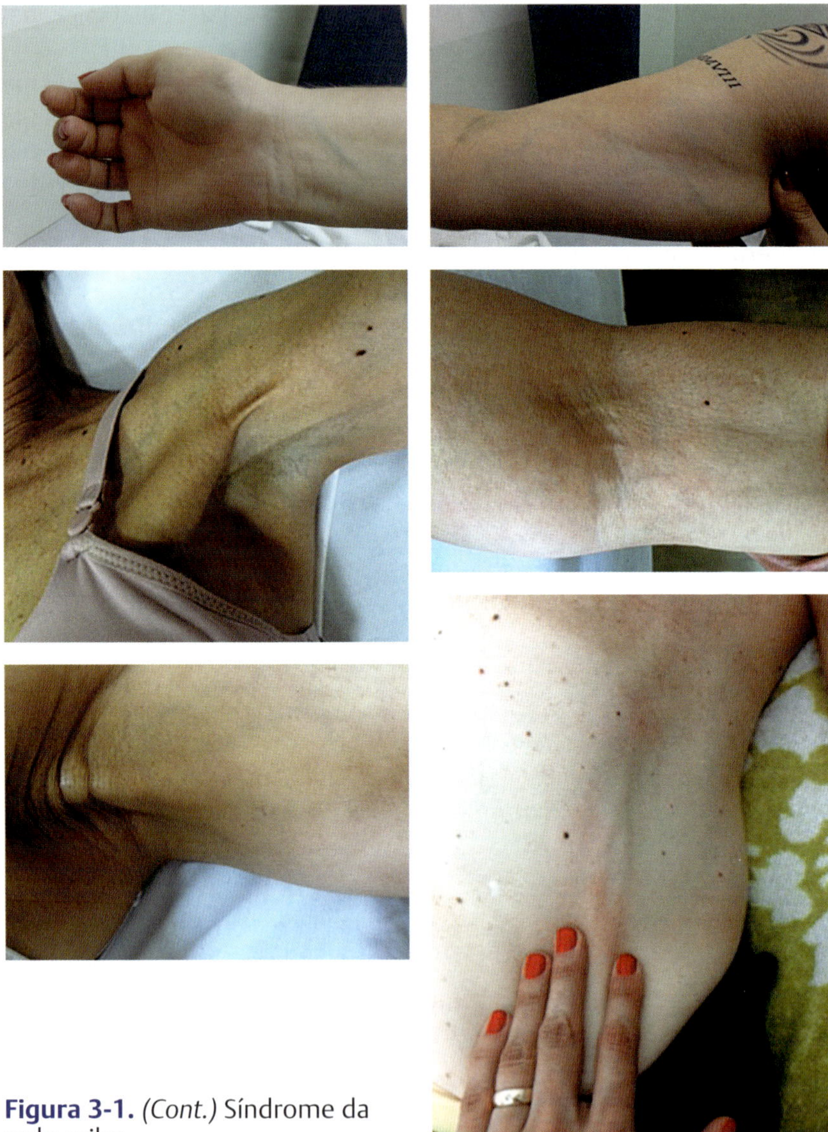

Figura 3-1. *(Cont.)* Síndrome da rede axilar.

encontrada na parede lateral do tórax, mama e parede abdominal (Yeung *et al.*, 2015; Koehler *et al.*, 2015).

Esse cordão pode parecer uma corda, uma faixa, um tendão, uma linha, cordões de violão, corda de guitarra ou um fio de arame tenso abaixo da pele. Resulta tipicamente da dissecção linfonodal axilar e pode causar morbidades físicas e psicológicas (Yeung *et al.*, 2015).

A SRA é mais incidente após a linfonodectomia (71-85%), mas também pode estar presente após a realização da técnica da biópsia do linfonodo sentinela (25-41%), onde, nesse caso, os cordões geralmente são menos severos, limitados à axila e à região medial do braço.

A SRA ocorre em 80% das pacientes que realizaram mastectomia e em 88,5% das que foram submetidas à cirurgia conservadora da mama (Yeung *et al.*, 2015; Koehler *et al.*, 2015), sendo mais frequente que seu aparecimento seja na primeira semana após a cirurgia (Yeung *et al.*, 2015), e cerca de 90% dos casos se desenvolve no primeiro mês de pós-operatório (Koehler *et al.*, 2015).

A resolução acontece, geralmente, de forma espontânea, de 3 semanas a 3 meses após a cirurgia, mas há relatos de resolução com 4, 6, 8 e até 12 meses de pós-operatório (Yeung *et al.*, 2015). Mesmo a resolução se dando de forma espontânea, a dor e restrição de ADM justificam o fato de a paciente realizar fisioterapia, a fim de tratar estas complicações e evitar piora do quadro. A recorrência não é comum.

A SRA pode ser assintomática ou sintomática. Quando a paciente apresenta sintomas, comumente as queixas são (Yeung *et al.*, 2015; Wariss *et al.*, 2017; Cho *et al.*, 2016; Huang *et al.*, 2017):

- Dor.
- Restrição da amplitude de movimento do ombro (nos movimentos ativos e, principalmente, passivos, de flexão, abdução e rotação externa, podendo limitar a amplitude de movimento do cotovelo).
- Sensação de "puxão" em função da tensão provocada pelos cordões.
- Prejuízo para a funcionalidade do membro superior na realização das atividades de vida diária.

A resolução da síndrome da rede axilar é acompanhada do desaparecimento da dor, mas a sensação de "puxão" e a limitação da amplitude de movimento do ombro podem ser remanescentes, necessitando de reabilitação.

Essa dor remanescente pode ser em função da ativação de pontos-gatilho dos músculos grande dorsal, infraespinhoso, peitoral maior e pronador redondo; ativação essa secundária a uma reação de proteção muscular para evitar o alongamento doloroso ao movimento do braço. Como consequência, a SRA pode levar ao desenvolvimento de uma síndrome da dor miofascial, que chega a acometer 60% dessas pacientes (Yeung *et al.*, 2015).

São fatores de risco para o desenvolvimento da SRA (Yeung *et al.*, 2015; Koehler *et al.*, 2015):

- Extensão da cirurgia: quanto maior a agressão cirúrgica, maior a chance de desenvolvimento da SRA que é, portanto, mais frequente em mulheres submetidas à mastectomia e à linfonodectomia axilar. Cada linfonodo retirado aumenta em 12% a chance de ocorrência da SRA.
- IMC: quanto menor o índice de massa corpórea, maior o risco de desenvolvimento da SRA. A explicação para essa associação seria a incapacidade de os cordões aderirem ao tecido fibroso ou, por não serem tão visíveis, acabam sendo subdiagnosticados. A cada 1 kg/m^2 de ganho no IMC, há diminuição de 0,86 na chance de desenvolver a SRA.
- Idade: quanto mais jovem a paciente, maior o risco. Pacientes jovens tendem a ter mais linfonodos dissecados na cirurgia em função da extensão da doença.

Importante ressaltar que a SRA não é fator de risco para o desenvolvimento de linfedema (Wariss *et al.*, 2016).

A fisiopatologia da SRA está diretamente ligada à descontinuação dos vasos linfáticos na axila por meio de 3 mecanismos (Wariss *et al.*, 2016):

- Prejuízo linfovenoso pela retração do tecido e/ou pela posição da paciente durante a linfadenectomia, pelo prejuízo aos vasos linfáticos e venosos, provocando estase linfática e hipercoagulação.
- O trauma cirúrgico libera os fatores inflamatórios tissulares que podem causar hipercoagulação ao redor do tecido.
- Estase dos canais linfovenosos pela obstrução induzida em razão da remoção dos vasos linfáticos axilares responsáveis pela drenagem linfática do braço.

Estudos mais recentes têm apontado que a SRA possa ter origem linfática e comporta-se como trombose linfática, sem relação com trombose venosa ou problemas fasciais como a Doença de Mondor (Cho *et al.*, 2016; Yeung *et al.*, 2015). Essa origem linfática (e não linfovenosa, como se acreditou por algum tempo) pode ser confirmada por exame de imuno-histoquímica, aonde os marcadores específicos para os vasos linfáticos D2-40 e LYVE 1 são positivos e os marcadores específicos para os vasos sanguíneos CD 31 e CD 34 são negativos, excluindo assim uma patologia de origem venosa (Yeung *et al.*, 2015).

O fluido linfático coagula mais lentamente que o sangue, em razão dos menores níveis de fibrina e plasma. Especula-se que a SRA possa estar associada à aceleração da coagulação do fluido linfático pela presença de tromboquinase ou tromboplastina associada a trauma cirúrgico.

Quando um vaso linfático é lesionado, ocorre contração de sua parede, reduzindo, assim, o fluxo de linfa para o seu interior. Os tecidos lesionados liberam diversas substâncias, entre elas a tromboplastina (fator tissular), que aderem à parede vascular lesionada, iniciando o processo de coagulação. A linfa coagula-se como o sangue: fibrinogênio torna-se fibrina e forma um coágulo incolor. Essa hipercoagulação pode resultar em uma trombose linfática superficial, a SRA.

Essa agressão aos vasos linfáticos gera linfangiogênese. Esses novos vasos linfáticos aderem ao tecido ao redor quando há o restabelecimento do fluxo linfático com reconexão aos vasos linfáticos já existentes. A resolução espontânea pode estar relacionada com o sucesso desse restabelecimento do fluxo linfático e gradual reabsorção dos vasos linfáticos excedentes. Um tempo de resolução espontânea mais demorado estaria ligado ao insucesso total ou parcial desse restabelecimento do fluxo.

Avaliação Fisioterapêutica

Após a identificação da SRA, o fisioterapeuta sempre deve avaliar a localização e o número de cordões, sua profundidade (superficial, média ou profunda), seu comprimento (com fita métrica) e sua espessura (com paquímetro). A espessura do cordão também pode ser graduada em +, sendo + fina, ++ média e +++ grossa.

Os cordões e a dor apresentados pela paciente com SRA devem ser graduados pelo fisioterapeuta:

0 sem presença do cordão
1 presença do cordão, mas com paciente assintomática
2 presença do cordão com paciente sintomática.

Quando a paciente está sintomática, o fisioterapeuta deve sempre avaliar a intensidade da dor (por meio da escala análoga visual), perda da amplitude de movimento do ombro (por meio de goniometria) e piora dos sintomas durante um alongamento passivo leve do membro superior e realização das atividades de vida diária (leve; leve a moderado; moderado; moderado a severo; severo).

Tratamento Fisioterapêutico

O fisioterapeuta deve conscientizar a paciente sobre esta fase de reabilitação, pois a dor e a limitação do movimento tendem a aumentar se a paciente não seguir as orientações corretamente. A fisioterapia atua diretamente no tratamento da SRA, com manobras e terapias manuais, visando a recuperação e a manutenção da mobilidade dos membros superiores.

A fisioterapia consiste em (Cho *et al.*, 2016; Yeung *et al.*, 2015):

- Orientação da paciente.
- Realização de alongamentos passivos do membro superior, a favor da gravidade, nos movimentos de flexão, abdução e rotação externa do ombro e cotovelo.
- Terapia manual: mobilização tecidual com o objetivo de tracionar o cordão.

A utilização da terapia manual em combinação com exercícios terapêuticos acelera a recuperação da SRA. Entretanto, não é recomendada a realização da terapia manual sobre a área irradiada (durante e duas semanas após a radioterapia). As técnicas que combinam a fixação manual do cordão com alongamento simultâneo resultam em melhora da ADM de 20 a 40° (Yeung *et al.*, 2015).

As técnicas de liberação miofascial também podem ser referidas como estiramento do cordão, mobilização do cordão e tração cutânea passiva do cordão. O rompimento do cordão após alongamento passivo pode ser percebido por um som audível, o que proporciona alívio imediato dos sintomas e melhora na mobilidade que foi mantida sem quaisquer efeitos secundários relatados (Yeung *et al.*, 2015).

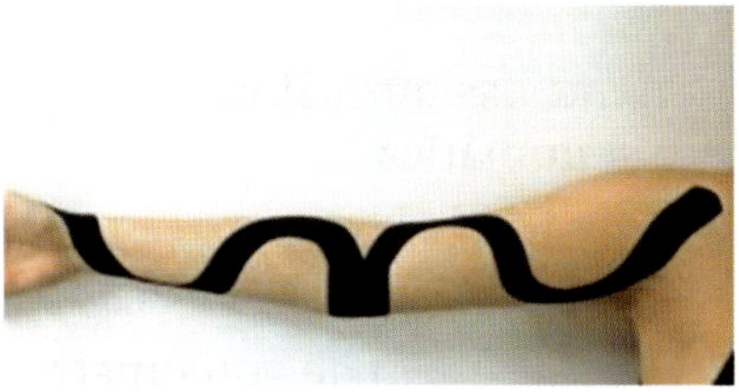

Figura 3-2. *Taping* para SRA.

Acredita-se que o estalido audível durante a "quebra" do cordão esteja associado a uma liberação de aderências sob tensão ou pela "quebra" de tecido conjuntivo fraco em linfáticos recém-formados. Após essa "quebra" do cordão, entretanto, pode ocorrer a sensação de queimação seguida de dor dentro de 24 a 48 horas (Lattanzi *et al.*, 2012). Para minimizar essa sensação de queimação e dor sugere-se que a paciente utilize compressas frias no local.

- *Taping* (Fig. 3-2): o uso das bandagens elásticas parece ser um recurso promissor, mas estudos ainda são necessários.
- Drenagem linfática manual: pode ser utilizada a fim de reduzir os sintomas de desconforto e inflexibilidade inerentes à inflamação vascular dos vasos linfáticos, facilitando a reabsorção da sobrecarga linfática em pacientes com possível edema subclínico (Torres Lacomba *et al.*, 2010).

SÍNDROME DA DOR PÓS-MASTECTOMIA (SDPM)

A SDPM manifesta-se como uma dor contínua ou intermitente, presente muitas horas por dia e muitos dias na semana (Waltho e Rockwell, 2016), localizada na axila, região medial do braço, mama e/ou parede torácica, afetando de maneira significativa o humor da paciente, suas atividades de vida diária, laborais e de lazer, gerando, inclusive, prejuízo econômico ao sobrecarregar o sistema de saúde pública (Ebid e El-Sodany, 2015).

Apesar de estar descrita na mastectomia, não se restringe apenas a essa modalidade cirúrgica, podendo ocorrer após mastectomia radical, mastectomia radical modificada e tumorectomia (Waltho e Rockwell, 2016). É necessário compreender a SDPM como uma síndrome da dor axilar, já que sua etiologia está relacionada com lesões de nervos com origem axilar (Brackstone, 2016).

Dores persistentes como a SDPM são atribuídas a lesões ou trações nervosas ocorridas durante o procedimento cirúrgico, principalmente os nervos intercostobraquial, peitoral medial, peitoral lateral, toracodorsal e torácico longo (Waltho e Rockwell, 2016; Brackstone, 2016). A lesão do nervo intercostobraquial ocorre comumente com a retirada dos linfonodos axilares laterais (nível I), enquanto a ressecção dos linfonodos mediais (nível II) envolve lesão do nervo peitoral medial. Dessa forma, a realização da técnica da biópsia do linfonodo sentinela deve ser considerada como significativo fator de proteção para o desenvolvimento da SDPM (Brackstone, 2016).

Para ser considerada SDPM é necessário que a dor esteja presente em pelo menos 50% do tempo, ou seja, 4 dias na semana por mais 12 horas diárias.

O quadro clínico dessa condição pode ser variável, dependendo do nervo ou nervos que foram lesionados durante o procedimento cirúrgico. Alterações de sensibilidade (disestesia) se fazem presentes, como:

- Hipoestesia/hiperestesia.
- Alodinia (resultante da alteração nos terminais dos neurônios – por lesão, que responde nos receptores de sensação da pele; desse modo, quando tocamos a pele, há uma sensação de desconforto, como se a parte tocada tivesse sofrido queimadura, a paciente sente uma ardência muito incômoda, por mais leve que seja o atrito).
- Sensação de alfinetada/choque/queimadura/facada.
- Sensação de peso.
- Dor.

Avaliação Fisioterapêutica

Muito frequentemente a paciente com SDPM é encaminhada à fisioterapia sem diagnóstico ou à reabilitação no pós-operatório mais tardio de câncer de mama. Cabe ao fisioterapeuta ter a sensibilidade e o conhecimento requerido para fazer esse diagnóstico. Em razão das constantes queixas álgicas por um período mais prolongado de tempo, muitas vezes essa paciente pode ser, erroneamente, considerada "poliqueixosa".

O fisioterapeuta deve estar atento à localização, frequência e características da dor. Exame físico com estesiômetro (para avaliação

McGrill Pain Questionnaire – Português

Nome ______________________ Data ________ Hora ________
Analgésico(s) ______________ Dosagem ________ Hora da Adm. ________
Analgésico(s) ______________ Dosagem ________ Hora da Adm. ________
Intervalo de Administração dos Analgésicos +4 +1 +2 +3
IAvD: S_____ (1-10) AF_____ (11-15) Av_____ (16) M(S)_____ (17-19) M(AfAv)_____ (20) M(T)_____ (17-20) PRI (T)_____ (1-20)

1 Espasmódica, Tremor, Pulsátil, Latejante, Martelante	11 Cansativa, Exaustiva
2 Crescente, Repentina, Provocada	12 Enjoativa, Sufocante
3 Picada, Agulhada, Perfurante, Punhalada, Lancinante	13 Amedrontadora, Apavorante, Aterrorizante
4 Aguda, Cortante, Dilacerante	14 Castigante, Debilitante, Cruel, Perversa, Mortal
5 Beliscante, Pressionante, Pinçante, Cãibra, Esmagamento	15 Desgraçada, Enlouquecedora
6 Fisgada, Puxão, Distenção	16 Incômoda, Perturbadora, Desconforto, Intensa, Insuportável
7 Quente, Queimação, Escaldante, Queimadura	17 Difusa, Irradiante, Penetrante, Que transpassa
8 Formigamento, Coceira, Ardência, Ferroada	18 Aperto, Dormente, Estirante, Esmagadora, Demolidora
9 Insensibilidade, Sensibilidade, Que machuca, Dolorida, Forte	19 Fresca, Fria, Congelante
10 Suave, Tensão, Esfolante, Rompimento	20 Importunante, Nauseante, Angustiante, Desagradável, Torturante
	IAD: 0 Sem dor, 1 Leve, 2 Desconfortante, 3 Angustiante, 4 Horrível, 5 Excruciante

Intensidade Atual da Dor (IAD) ________
Comentários:

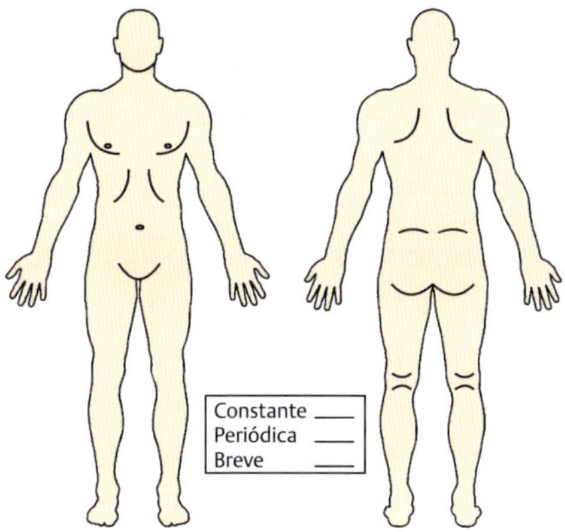

Constante ___
Periódica ___
Breve ___

Sintomas que Acompanham:	Sono:	Ingestão de alimentos:
Náusea ___	Bom ___	Boa ___
Dor de cabeça ___	Descontínuo ___	Alguma ___
Tontura ___	Insônia ___	Pouca ___
Sonolência ___	Comentários:	Nenhuma ___
Constipação ___		Comentários:
Diarreia ___		
Comentários:	Atividades:	Comentários:
	Boa ___	
	Alguma ___	
	Pouca ___	
	Nenhuma ___	

Figura 3-3. Questionário de dor McGill.

da sensibilidade) e goniômetro (para avaliação da amplitude de movimento do ombro) são necessários.

A dor deve ser minuciosamente avaliada. A comunicação da experiência dolorosa pela paciente ao fisioterapeuta é fundamental para a compreensão do quadro álgico. O Questionário de Dor McGill (Fig. 3-3) é considerado o melhor instrumento e é o mais utilizado para caracterizar e discernir os componentes afetivo, sensitivo e avaliativo da dor, quando se pretende obter informações qualitativas e quantitativas a partir de descrições verbais (Pimenta e Teixeira, 1996).

É o instrumento mais utilizado para se avaliar outras características da dor, além da intensidade. Medir a intensidade da dor é apenas um aspecto do problema (Pimenta e Teixeira, 1996). É efetivo para identificar dores de origem neuropática, como a SDPM, por meio da identificação de palavras específicas para a intensidade, frequência e localização. Engloba 4 das 6 palavras fundamentais para o diagnóstico, sendo que as outras duas são facilmente colhidas pelo relato do paciente e pelo seu histórico médico (Waltho e Rockwell, 2016).

O grupo sensorial-discriminativo (subgrupos de 1 a 10) refere-se às propriedades mecânicas, térmicas, de vividez e espaciais da dor; o grupo afetivo-motivacional (subgrupos de 11 a 15) descreve a dimensão afetiva nos aspectos de tensão, medo e respostas neurovegetativas; os descritores do componente cognitivo-avaliativo (subgrupo 16) permitem, ao paciente, expressar a avaliação global da experiência dolorosa. Os subgrupos de 17 a 20 compreendem itens de miscelânea (Pimenta e Teixeira, 1996).

A partir do questionário de McGill, pode-se chegar às seguintes medidas: número de descritores escolhidos e índice de dor. O número de descritores escolhidos corresponde às palavras que a paciente escolheu para explicar a dor. O maior valor possível é 20, pois a paciente só pode escolher, no máximo, uma palavra por subgrupo. O índice de dor é obtido pelo somatório dos valores de intensidade dos descritores escolhidos. O valor máximo possível é 78. Estes índices podem ser obtidos no total e para cada 1 dos 4 componentes do questionário: padrão sensitivo, afetivo, avaliativo e subgrupo de miscelânea. O questionário de McGill contém ainda uma escala de intensidade (0 a 5), um diagrama corporal para representação do local da dor e a caracterização de aspectos como periodicidade e duração da queixa álgica (Pimenta e Teixeira, 1996).

Tratamento Fisioterapêutico

O princípio do tratamento da SDPM é a dessensibilização da área dolorosa. Em função da dor constante, a paciente tende a proteger a região, evitando qualquer tipo de contato, fato que apenas piora o quadro.

A dessensibilização deve ser feita e o fisioterapeuta deve esfregar gentilmente a área, de modo a não ferir a pele. Esse movimento deve ser rápido e constante, durando, em média, 5 minutos. A paciente deve estar ciente que essa primeira fase da dessensibilização é bem dolorosa, mas que essa etapa de hiperestesia será seguida de hipoestesia e anestesia.

Ao iniciar a dessensibilização, o fisioterapeuta não pode interrompê-la, sob pena de piora da dor da paciente. Mesmo com a queixa álgica da paciente (geralmente intensa), a técnica deve ser mantida até que a paciente não esteja mais sentindo a dor.

A técnica de dessensibilização deve ser repetida até o término dos sintomas álgicos, o que normalmente acontece em mais um ou dois atendimentos apenas.

Quando a paciente com SDPM já se encontra sem dor, é importante que seja avaliada em relação às suas limitações funcionais e de amplitude de movimento do ombro. Em função do longo tempo com a dor, as atividades de vida diária, de trabalho e de lazer encontram-se prejudicadas. O fisioterapeuta deve, então, proceder a reabilitação padrão para mulheres no pós-operatório de câncer de mama, conforme descrito no Capítulo 2.

Não há evidências de que o uso da estimulação elétrica transcutânea (TENS) traga algum benefício à paciente com SDPM. O uso do *laser* parece trazer benefícios, porém, mais estudos ainda precisam ser realizados.

FIBROSE TECIDUAL

O sistema linfático permanece com crônico e latente prejuízo depois da linfonodectomia axilar, mesmo sem evidência de linfedema. Esse prejuízo é regulado pela fibrose ao redor da cicatriz (Fig. 3-4). A fibrose, fenômeno natural do processo cicatricial pós-procedimento cirúrgico, é a chave reguladora da função linfática a curto e longo prazos (Lynch *et al.*, 2015).

Durante o processo de linfangiogênese no pós-operatório de linfodectomia, os novos vasos linfáticos desviam do defeito cirúrgico. O

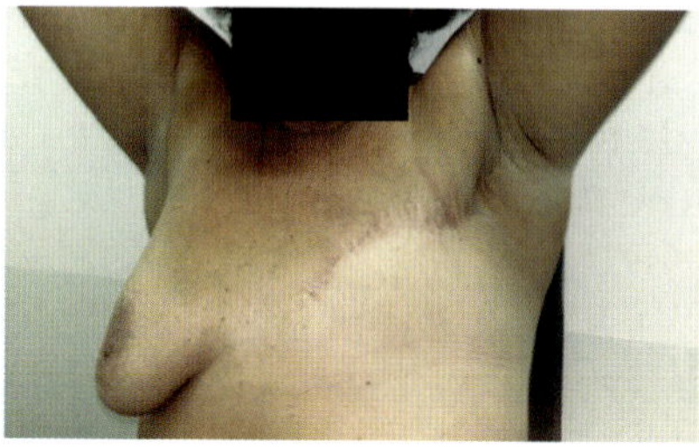

Figura 3-4. Aderência cicatricial.

fluido intersticial está perto, mas não cruzando o local da obstrução cirúrgica. É sugestivo que a ferida cirúrgica, no processo natural de cicatrização, sirva como inibidora endógena da regeneração linfática e do fluxo intersticial (Mendez *et al.*, 2012).

Uma extensa cicatriz pode limitar a extensão da regeneração linfática e o redirecionamento da nova formação de colaterais, assim como a habilidade do remodelamento da matriz extracelular, de modo a aumentar a drenagem intersticial e acumular fluido tecidual. Uma cicatriz menor leva à menor resistência ao fluxo intersticial e ao aumento na regeneração linfática (Mendes *et al.*, 2012).

A piora da deficiência linfática pela fibrose ao longo do tempo, exacerbada pela realização da radioterapia, diminui a capacidade do sistema linfático de prevenir a formação do edema, possivelmente pela redução da função de bomba de propulsão linfática provocando aumento da resistência intersticial ao fluxo linfático. Existe, assim, clara relação entre a fibrose na cicatriz e a piora do linfedema, demonstrada por maior prejuízo da drenagem linfática e supressão da linfangiogênese (Lynch *et al.*, 2015).

A fibrose é um tecido diferente da matriz normal. É um espesso feixe de colágeno reduzindo a normalidade da matriz extracelular. Como os vasos linfáticos estão ancorados na matriz e dependem da sua normalidade para ser funcional, a diminuição da fibrose tecidual tem impacto direto na função linfática. O processo de fibrose tecidual inibe a regeneração linfática, gerando uma deficiência linfática crônica e latente (manifestada pelo período inflamatório do processo de cicatrização). Com a diminuição do fluxo linfático, há uma insuficiente linfangiogênese na região da cicatriz (Lynch *et al.*, 2015).

Dessa forma é clara a necessidade de o fisioterapeuta abordar a cicatriz cirúrgica no pós-operatório de câncer de mama. O ideal seria que essa formação fibrótica fosse ao máximo minimizada com a realização da fisioterapia logo após a cirurgia.

No pós-operatório de câncer de mama, o objetivo do fisioterapeuta é lidar com os prejuízos da função de membro superior. Disfunções miofasciais contribuem para a ocorrência de dor, limitação da amplitude de movimento, fraqueza muscular, linfedema, alterações posturais e articulares (Groef *et al.*, 2017).

Com adequadas técnicas miofasciais, exercícios pós-operatórios e mobilização tecidual, é possível que o deslizamento normal entre a fáscia muscular e o músculo seja imediatamente reabilitado, assim como a normalização do alongamento e da contração muscular, minimizando os prejuízos funcionais do membro superior (Groef *et al.*, 2017).

É importante ressaltar que o fisioterapeuta precisa ter cuidado com a ferida cirúrgica ainda em processo de cicatrização. Massagem cicatricial e tração da pele no pós-operatório imediato – até 3 semanas – são contraindicadas. O fisioterapeuta deve, inclusive, realizar os exercícios no pós-operatório de câncer de mama com a mão apoiada no tronco da paciente, evitando assim a tração tecidual.

Tratamento Fisioterapêutico

A fisioterapia consiste em:

- Orientação da paciente.
- Terapia manual (Fig. 3-5): mobilização tecidual.
- *Taping* (Fig. 3-6): o uso de *taping* parece promissor, mas estudos ainda são necessários.

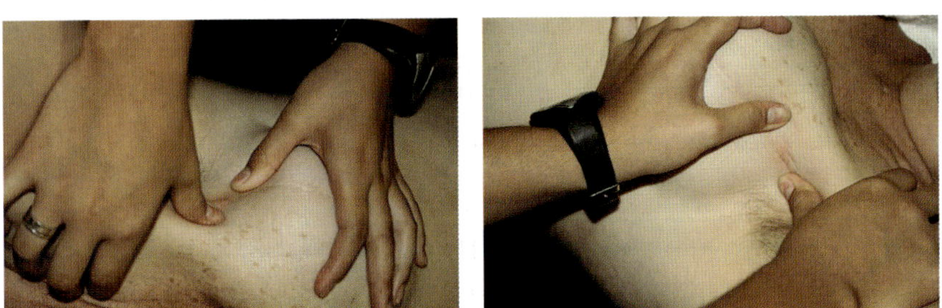

Figura 3-5. Mobilização cicatricial.

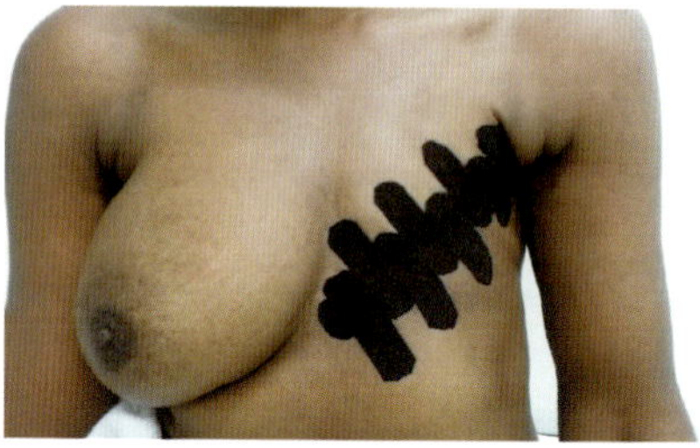

Figura 3-6. Uso do *taping*.

- Terapia miofascial: o fisioterapeuta deve trabalhar as técnicas miofasciais em áreas (Groef *et al.*, 2017):
  - com pontos-gatilho ativos na região da cintura escapular;
  - de aderências miofasciais nas regiões dos músculos peitorais, nas regiões axilar e cervical, na região diafragmática e na região da cicatriz.

LESÕES NERVOSAS

O nervo torácico longo ou nervo de Bell é responsável pela inervação do músculo serrátil anterior (Safran, 2004). Quando o nervo é temporariamente traumatizado durante a abordagem axilar, resulta na fraqueza do músculo serrátil anterior, desestabilizando a escápula e o movimento de abdução do ombro do lado afetado.

A desestabilização da estrutura escapuloumeral pode trazer como consequências: alterações posturais, diminuição da amplitude de movimento no braço operado e quadros álgicos na articulação do ombro como na região periescapular (Cerqueira *et al.*, 2009). Já a lesão do nervo torácico longo pode levar à fraqueza ou à paralisia do músculo serrátil anterior, ocasionando a escápula alada. Essa disfunção provoca a desestabilização total da cintura escapular. O quadro clínico está focado na limitação do ombro na elevação do braço entre 80° e 120°, principalmente na flexão (Fig. 3-7).

A paciente pode queixar-se, também, de fraqueza no movimento de elevação a 90° e presença ou não de dor, porém, a característica principal é a proeminência da borda medial da escápula e a rotação do ângulo inferior na linha média (Mastrella *et al.*, 2009).

Nessa situação, o objetivo do fisioterapeuta deve ser:

- Estabilizar a escápula.
- Fortalecer a musculatura sinergista ao músculo serrátil anterior.

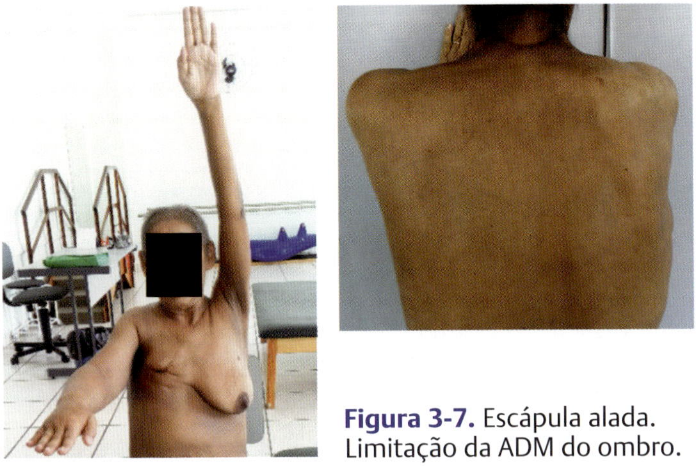

Figura 3-7. Escápula alada. Limitação da ADM do ombro.

Na avaliação deve-se observar o complexo articular do ombro e sua musculatura, analisando a distância do ângulo superior da escápula até a coluna, considerando uma diferença de 2 cm ou mais como uma alteração.

Ao exame físico deve-se observar o desvio da posição anatômica da escápula realizar avaliação da força muscular.

A conduta fisioterapêutica pode ser baseada nos exercícios abaixo, com o objetivo de realinhamento postural, estabilização escapular, melhora da ADM de ombro e melhora da força muscular:

- Exercícios em posição supina para estabilização da escápula: exercícios isométricos, ativo-assistidos e ativos da cintura escapular, com ou sem estabilização da escápula (bandagem e/ou órtese).
- Mobilização articular escapulotorácica: se houver pouca mobilidade, começar em decúbito ventral e progredir para decúbito lateral, com o paciente de frente para o fisioterapeuta. A escápula é movida na direção desejada sendo erguida pelo ângulo inferior ou empurrando o acrômio.

O nervo intercostobraquial, por ser um nervo sensitivo, não traz consequências motoras, mas quando lesionado pode trazer graus variados e até persistentes de alterações da sensibilidade dolorosa na região

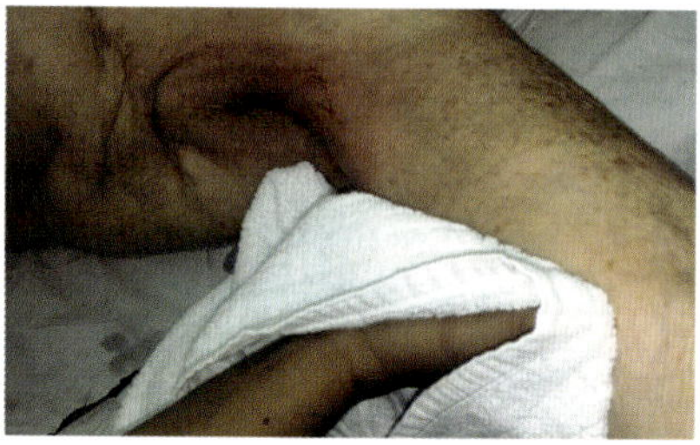

Figura 3-8. Dessensibilização do nervo intercostobraquial.

posteromedial do braço e axila, apresentando-se, na maioria dos casos, como anestesia ou hipoestesia, podendo ocorrer manifestações de hiperestesia como dor, latejamento ou queimação (Torrezan *et al.*, 2003).

Logo no pós-operatório a queixa da paciente geralmente é de hiperestesia na região posteroinferior do braço. Em função dessa sensação, a mulher costuma evitar o contato do membro até mesmo com suas roupas. O fisioterapeuta deve, nesse momento, promover a dessensibilização (Fig. 3-8), de modo a fazer fricção moderada – sempre com atenção para evitar machucar a pele. Essa fricção provocará o aumento da dor nos primeiros minutos (geralmente em torno de 3 minutos) e evoluirá para hipoestesia local (com aproximadamente mais 2 minutos). O fisioterapeuta não deve interromper a técnica em função da dor gerada na paciente, sob pena de persistência de uma dor ainda mais intensa.

Os ramos periféricos dos nervos peitoral lateral e peitoral medial são rotineiramente lesionados. Essa denervação provoca atrofia do músculo peitoral maior e depressão infraclavicular da parede torácica, o que dificulta a função normal do ombro (Gonçalves *et al.*, 2009). Apesar da atrofia observada pela secção dos nervos peitorais, não se observa alteração funcional do membro superior.

POSTURA

As alterações posturais no pós-operatório de câncer de mama são complicações tardias (Bergmann *et al.*, 2006) e normalmente tem relação com o tipo e o lado da cirurgia (Barbosa, 2013; Melo *et al.*, 2011).

A diferença de peso sobre a coluna vertebral, em consequência da ausência da glândula mamária, diferença de tamanho e peso das mamas após cirurgias conservadoras e mastectomias, e o uso inadequado de próteses mamárias externas, associado a complicações do tratamento alteram a biomecânica postural (Bergmann *et al.*, 2006). A adoção de posturas antálgicas compensatórias, como contraturas na região cervical e cintura escapular, elevação de ombro e escápula, e abdução homolateral à cirurgia, hipercifose torácica e rotação interna do ombro livre após as cirurgias a fim de evitar dores e esconder a falta da mama podem justificar essas alterações. Quando não tratadas essas alterações podem ser perpetuadas e podem causar deformidades irreversíveis (Ciesla e Polom, 2010).

Anteriorização da cabeça, protrusão de ombro, acentuação das curvas da coluna (lordose e cifose), elevação do ombro e escápula para o lado operado, rotação da pelve, inclinação da cabeça para o lado contralateral à cirurgia são alterações posturais frequentemente observadas nas mulheres em tratamento por câncer de mama (Fig. 3-9) (Ciesla e Polom, 2010).

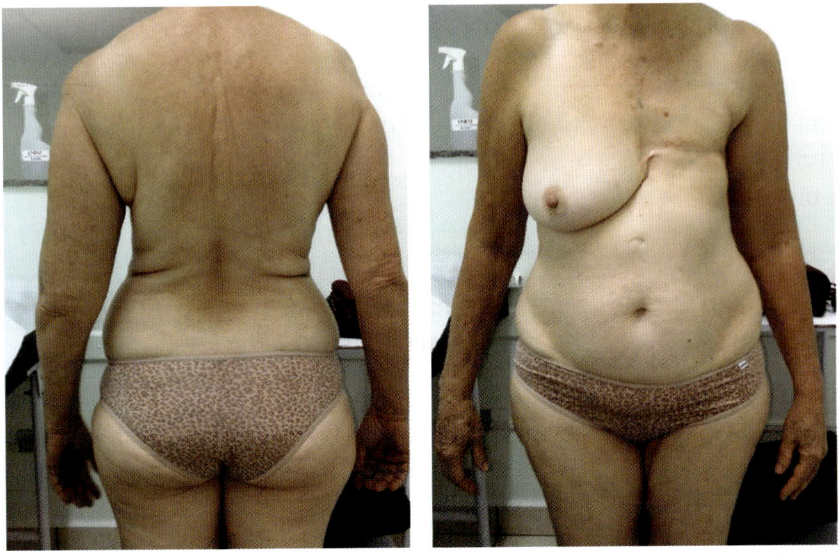

Figura 3-9. Alterações posturais pós-mastectomia. *(Continua.)*

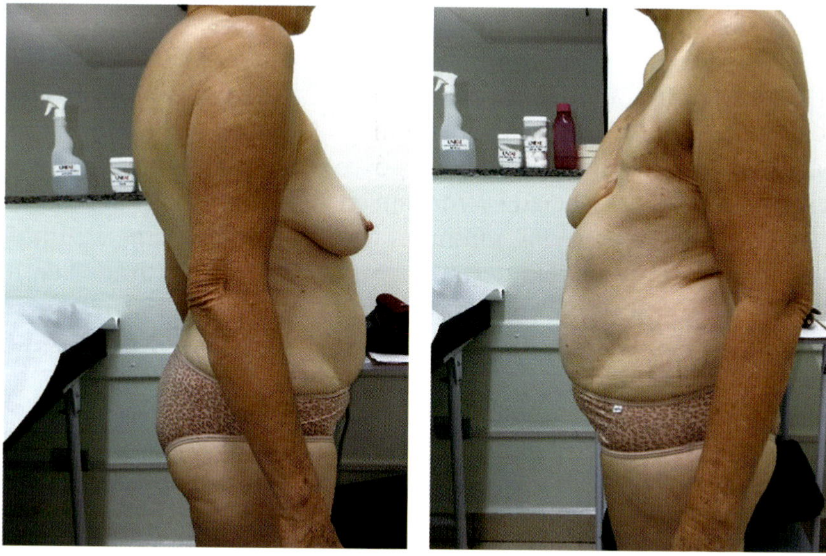

Figura 3-9. *(Cont.)* Alterações posturais pós-mastectomia.

O uso da prótese externa adequada ao tamanho e peso da mama contralateral deve sempre ser orientada pelo fisioterapeuta, quando não há indicação para reconstrução mamária imediata, como medida de prevenção de posturas compensatórias e quadros álgicos na região cervical e lombar.

O tratamento para as correções posturais deverá ser iniciado no pós-operatório, ou seja, após retirada dos pontos e drenos, salvo a presença de complicações cirúrgicas e recomendações médicas individuais.

IMAGEM CORPORAL

A preocupação com a imagem corporal afeta cerca de 31 a 67% das mulheres sobreviventes de câncer de mama (Runowicz *et al.*, 2015). Fatores decorrentes das complicações cirúrgicas e sequelas resultantes dos tratamentos adjuvantes (quimioterapia, radioterapia, hormonioterapia) como perda de cabelos, linfedema, disfunção sexual, menopausa precoce, redução de libido, presença de cicatrizes e ganho de peso estão relacionados com a alteração na imagem corporal com implicações negativas na qualidade de vida a curto e longo prazos

(Ciesla e Pomom, 2010). Mulheres mais jovens sobreviventes do câncer de mama relatam maior prejuízo na imagem corporal (Runowicz *et al.*, 2015), ao passo que aquelas que realizaram mastectomia, reconstrução mamária após mastectomia e cirurgia conservadora, respectivamente, no primeiro ano de pós-operatório apresentam pior qualidade de vida associada à imagem corporal (Akkaya *et al.*, 2011).

A imagem corporal em mulheres com câncer de mama é comumente avaliada por meio de questionários semiestruturados com propriedades adequadas de validade e confiabilidade. Entre os instrumentos comumente utilizados com evidências psicométricas específicas e adequadas para mulheres com câncer de mama, têm sido recomendados – o *Body Image Scale* (BIS), *Body Image after Breast Cancer Questionnaire* (BIBCQ), *The Body Image and Relationship* (BIRS), *Sexual Adjustment and Body Image* (SABIS).

A representação gráfica da imagem corporal é apontada como uma possibilidade de avaliação no pós-operatório de câncer de mama, como a técnica descrita abaixo (Ciacco e Rezende, 2012):

- Material: folhas de papel simples com dimensão 1,60 × 0,60 metros de comprimento em malha de 10 cm, canetas pilot wbm – 7, folha de papel sulfite contendo figuras de modelo postural.
- Procedimento: as pacientes devem ser posicionadas em bipedestação diante de uma folha de papel simples, fixada na parede de forma que suas mãos toquem o papel, sendo orientada a realizar o teste com a seguinte instrução verbal: "imagine que esta folha de papel é um espelho e que você está se vendo nele. Eu vou tocar em alguns pontos do seu corpo e você vai marcar no papel onde está vendo cada ponto".

Durante todo o teste as pacientes permanecerão com os olhos fechados. As pacientes avaliadas marcarão com auxílio da caneta a seguinte sequência de pontos tocados pelo fisioterapeuta: ápice da cabeça, articulação acromioclavicular direita e esquerda, curva da cintura direita e esquerda, trocânteres femorais, mama acometida e mama sadia; os seguintes pontos podem ser visualizados na Figura 3-10. Quando a paciente não entender a instrução ela será novamente repetida até que esteja clara.

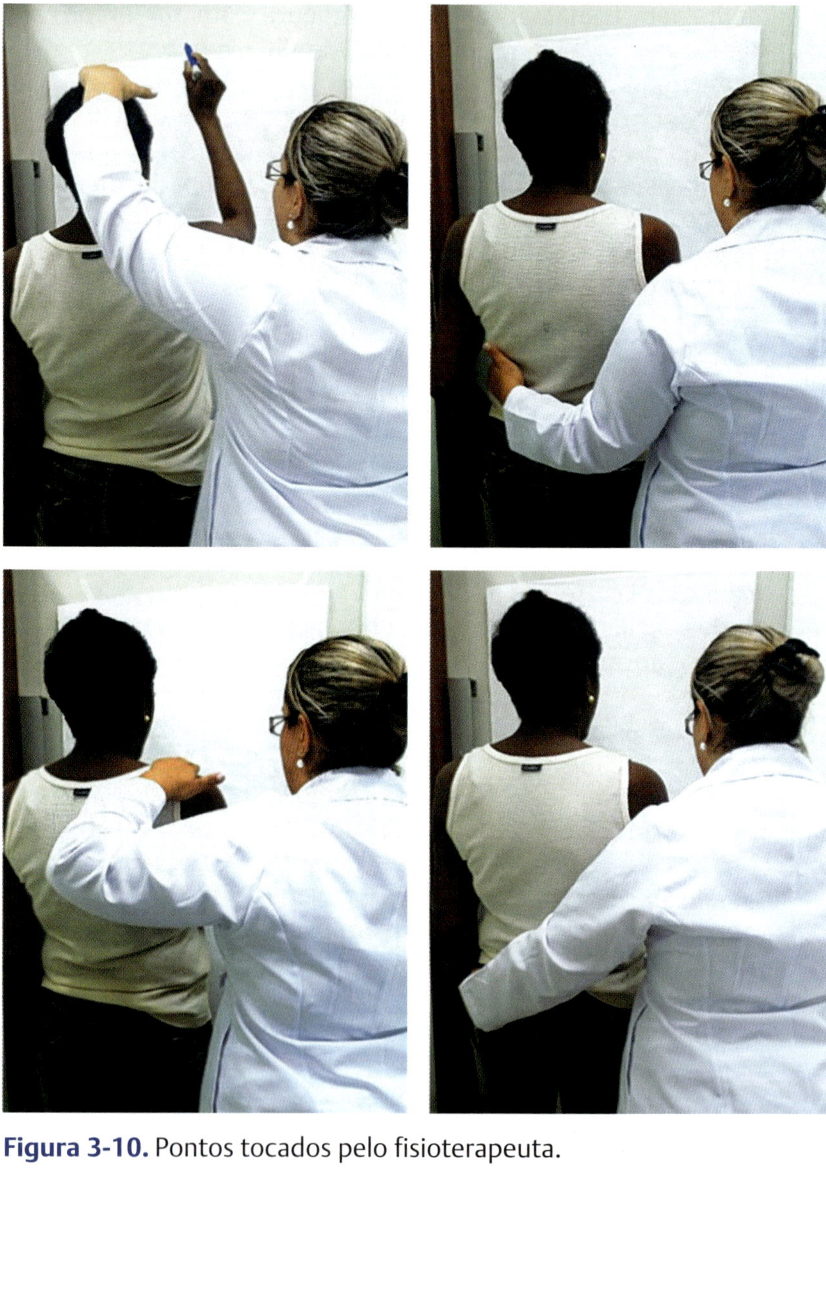

Figura 3-10. Pontos tocados pelo fisioterapeuta.

Com os pontos marcados, o fisioterapeuta, com auxílio de uma caneta hidrográfica, traçará uma linha unindo os pontos de forma a fechar uma figura.

As figuras obtidas com os desenhos das participantes serão comparadas ao modelo proposto por Askevold (Fig. 3-11) (Askevold, 1975), sendo este considerado o normal e agrupadas para fim de análise em categorias por semelhança de forma e alteração (Mello e Marques, 1995).

Categorias que poderão ser identificadas a partir da autoimagem das participantes (Mello e Marques, 1995):

- Categoria A: Figuras que se assemelham ao modelo de Askevold (Fig. 3-12).
- Categoria B: Figuras que se assemelham a quadriláteros.
- Categoria C: Figuras que se apresentam ausência de diferenciação de cinturas.
- Categoria D: Figuras que apresentam desnível e elevação dos ombros.
- Categoria E: Figuras que apresentam inclinação do tronco e pelve.

A Figura 3-13 corresponde à segunda categoria, figuras que se assemelham a quadriláteros. Nestes desenhos não se observa referência ao ponto tocado no ápice da cabeça, não havendo também diferenciação dos pontos dos ombros e cintura, nem dos trocânteres, e os pontos indicados pelo fisioterapeuta serão dispostos no papel em paralelo formando figuras semelhantes a retângulos (Mello e Marques, 1995).

A Figura 3-14 refere-se à terceira categoria, figuras que apresentam ausência de diferenciação de cinturas. Como se pode observar, diferentemente da categoria B estas já identificam e projetam o ponto tocado do ápice da cabeça e ombros, porém, o tronco apresenta-se retilíneo, com ausência de diferenciação da curva da cintura, havendo diferenças quanto à largura e tamanho da imagem projetada (Mello e Marques, 1995).

As figuras com desnível e elevação dos ombros, categoria D, estão representados na Figura 3-15, nota-se o ápice da cabeça bem definido, porém, com grande diferença na projeção de altura de linha da cintura (Mello e Marques, 1995).

As figuras com inclinação de tronco e pelve, categoria E (Fig. 3-16), representam os pontos da cintura em níveis diferentes, sugerindo uma inclinação da pelve à direita e inclinação do tronco no desenho para a esquerda, por linhas laterais inclinadas.

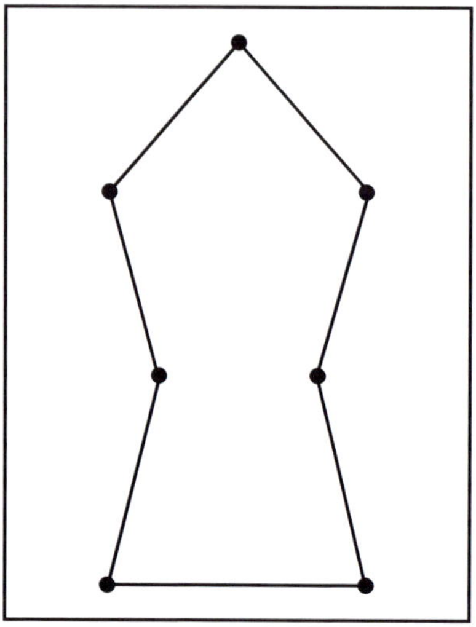

Figura 3-11. Modelo proposto por Askevold. *Fonte*: Mello e Marques, 1995.

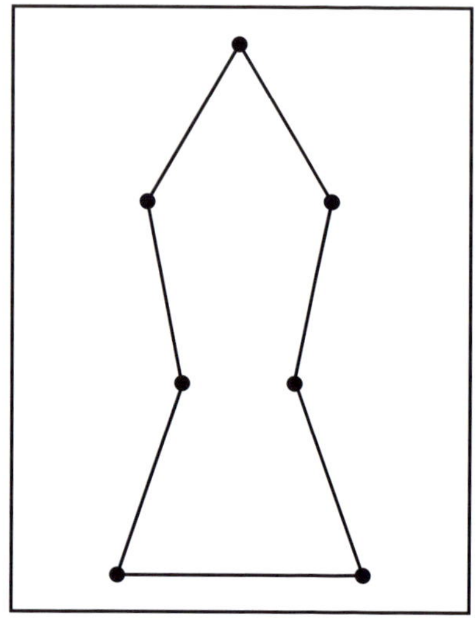

Figura 3-12. Categoria A. Semelhante ao modelo proposto por Askevold. *Fonte*: Mello e Marques, 1995.

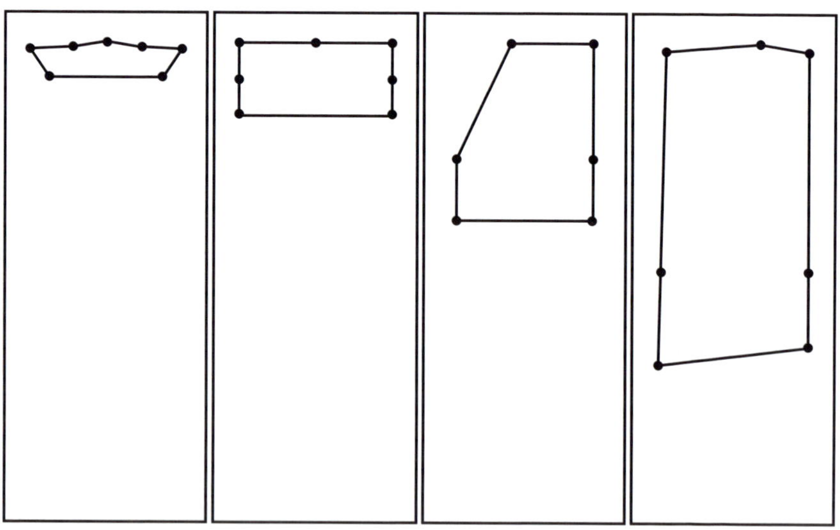

Figura 3-13. Categoria B. Figuras que se assemelham a quadriláteros. *Fonte*: Mello e Marques, 1995.

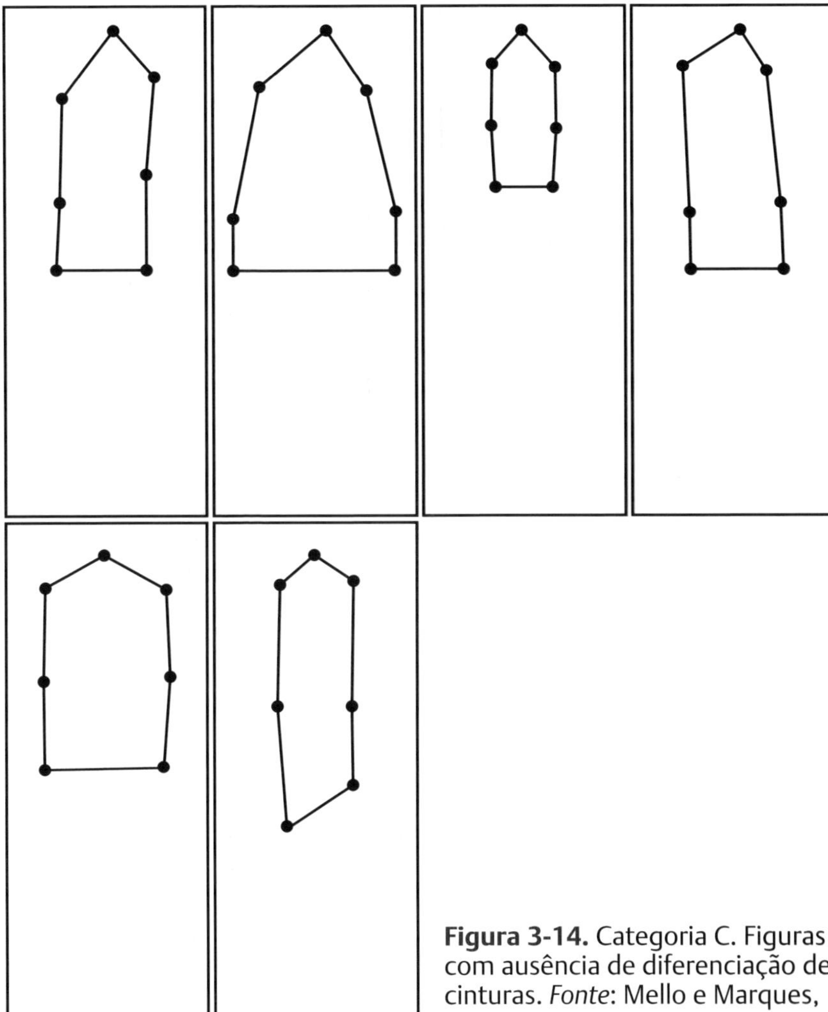

Figura 3-14. Categoria C. Figuras com ausência de diferenciação de cinturas. *Fonte*: Mello e Marques, 1995.

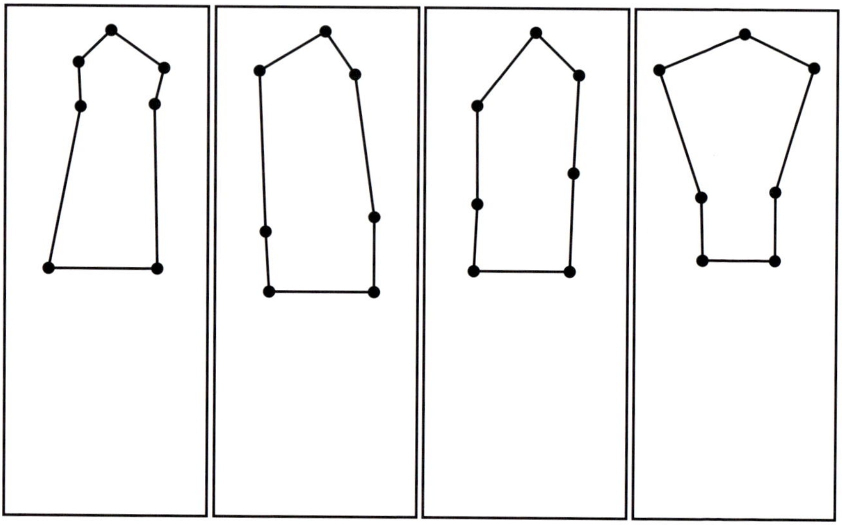

Figura 3-15. Categoria D. Figuras com desnível e elevação dos ombros. *Fonte*: Mello e Marques, 1995.

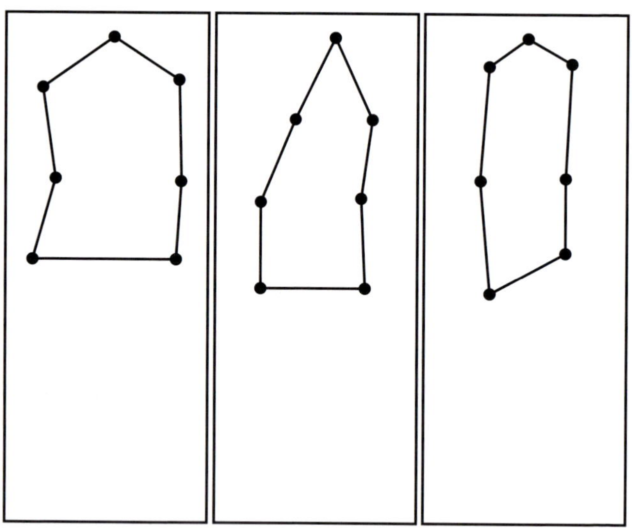

Figura 3-16. Categoria E. Figuras com inclinação de tronco e pelve. *Fonte*: Mello e Marques, 1995.

Considerando o impacto resultante da conduta terapêutica na imagem corporal das mulheres com câncer de mama, pouca informação é dada sobre as possibilidades de intervenção fisioterapêutica na busca da (re)construção de uma imagem positiva do corpo (Santos e Vieira, 2011).

Entre as propostas atuais de tratamento em fisioterapia para as mulheres não satisfeitas com a imagem corporal estão as técnicas de correção postural e de esquema corporal.

O uso de dispositivos adaptativos e/ou cirurgia, quando indicados, tem sido recomendado para mulheres insatisfeitas com a imagem corporal após mastectomia e/ou cirurgia conservadora com o objetivo de melhorar a simetria e a aparência. Próteses mamárias externas e/ou sutiãs adaptáveis, reconstrução do mamilo, uso de *lingerie* especial e tratamentos estéticos não invasivos são recursos recomendados para melhorar a autoestima (Santos e Vieira, 2011).

O uso de acessórios como perucas, chapéus, lenços são indicados para mulheres em tratamento quimioterápico que experimentam a perda de cabelos e/ou mudança na cor e textura (Runowicz *et al.*, 2015).

Por último, o encaminhamento para atenção psicossocial é recomendado como estratégia de enfrentamento e na recuperação da imagem corporal e autoestima por meio de técnicas específicas como terapia de grupo, terapia cognitivo-comportamental e terapia de casal (Santos e Vieira, 2011; Runowicz *et al.*, 2015).

DISFUNÇÃO SEXUAL

A disfunção sexual é um problema comum entre as pacientes no pós-operatório de câncer de mama, incluindo alterações do desejo e diminuição da libido (23 a 64% das pacientes), alterações da excitação e dificuldades com a lubrificação vaginal (20 a 48%), dificuldades de alcançar o orgasmo (16 a 36%) e dispareunia (35 a 38%). Pacientes que foram submetidas a tratamento quimioterápico tendem a ter maiores dificuldades sexuais do que aquelas submetidas apenas à cirurgia e à radioterapia. Quando submetidas a tratamento com inibidores de aromatase (hormonoterapia) podem queixar-se de secura vaginal, dispareunia importante, sintomas de menopausa e perda do desejo sexual (Runowicz *et al.*, 2015).

É importante que a mulher receba orientação interdisciplinar sobre as possíveis alterações sexuais e as possibilidades de tratamento, que podem ser farmacológicas e não farmacológicas.

Entre os tratamentos não farmacológicos está a atuação do fisioterapeuta, onde, para o tratamento de dispareunia por atrofia vaginal, está indicado o uso de dilatadores vaginais e técnicas de relaxamento da musculatura do assoalho pélvico. Grupos de terapia sexual, psicoeducação, psicoterapia e trabalho para melhora da imagem corporal estão entre as técnicas indicadas (Runowicz *et al.*, 2015).

COMPLICAÇÕES OSTEOMIOARTICULARES

Um prejuízo funcional do movimento do ombro influi de forma negativa e direta na qualidade de vida e na capacidade funcional de mulheres no pós-operatório de câncer de mama. Cerca de 30% das pacientes têm alguma sequela após um ano de cirurgia. Para atividades da vida diária, laborais e de lazer, os movimentos de flexão e abdução são fundamentais. A limitação do movimento de flexão do ombro faz com que a mulher não seja mais capaz de estender roupa no varal ou pegar um objeto em cima do armário (Silva e Rezende, 2014).

O não acompanhamento da paciente logo após a cirurgia por um fisioterapeuta especializado em oncologia pode favorecer o surgimento de complicações osteomioarticulares, como redução da amplitude de movimento do ombro (1,5 a 50%), dor de origem musculoesquelética (12 a 51%), fraqueza muscular do membro superior homolateral à cirurgia (18 a 23%), lesão do manguito rotador e capsulite adesiva (ou ombro congelado) (Runowicz *et al.*, 2015).

Cerca de 60% das mulheres no pós-operatório de câncer de mama apresentam restrição da amplitude de movimento do ombro com um mês de pós-operatório (Yang *et al.*, 2016), 17-33% referem fraqueza muscular e 12-51% sofrem pela presença de alguma dor (Casla *et al.*, 2015), sendo que em 10% essa limitação é persistente após 12 meses, podendo ser causada por várias condições, como (Yang *et al.*, 2016):

- Capsulite adesiva: importante limitação dos movimentos de flexão, abdução e rotação externa, com redução global da função articular, acompanhada de dor intensa e inflamação sinovial com consequente fibrose capsular.

- Tensão dos músculos peitorais: redução dos movimentos de flexão e abdução do ombro sem redução da rotação externa.
- Fibrose causada pela radioterapia.

A capsulite adesiva ou ombro congelado leva à dor no ombro, diminuição da ADM e da força muscular, incapacidade para realizar AVD's afetando negativamente a qualidade de vida das pacientes.

O objetivo da fisioterapia deve ser:

- Melhorar o quadro álgico.
- Melhorar ADM de ombro.
- Melhorar a força muscular do manguito rotador.
- Restaurar o controle escapular.
- Melhorar as AVD's e a qualidade de vida.

Na inspeção clínica, deve-se observar o complexo articular do ombro e sua musculatura, verificar sinais como depressão e protração de ombro, escápula alada.

Ao exame físico deve-se realizar:

- Avaliação da ADM: com goniômetro universal, analisar as angulações dos movimentos ativos de flexão, extensão, abdução, rotação interna e rotação externa dos MMSS.
- Avaliação da força muscular: avaliar força muscular do serrátil anterior e trapézio, graduando a força muscular.
- Avaliação da dor: avaliar através da escala visual analógica de dor.
- Avaliação do impacto da disfunção nas atividades de vida diária das pacientes.

São recursos que podem ser utilizados pelo fisioterapeuta:

- Crioterapia.
- *Taping* (Fig. 3-17): com uma âncora de 2,5 a 3 cm, fazer a aplicação do *taping* em "Y" sobre a projeção da inserção do músculo deltoide ou sobre a tuberosidade do acrômio, de acordo com a direção terapêutica (Kase *et al.*, 2013).
- Desativação de pontos-gatilho: se identificar pontos-gatilho em alguns desses músculos, realizar desativação dos mesmos. Técnica: comprimir, checar liberação e aplicar gradualmente mais pressão,

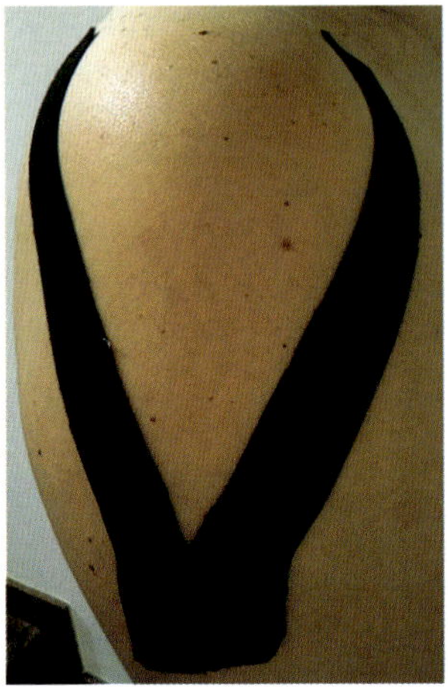

Figura 3-17. *Taping* em Y.

se necessário. Em seguida realizar o alongamento miofascial de 30 segundos por musculatura associado à respiração profunda.

- Mobilização articular: técnicas de mobilização articular ativa, com enfoque para o ganho de rotação externa, abdução e flexão caso a restrição de movimento esteja acentuada por hipomobilidade articular.
- Alongamento: técnicas de alongamento muscular, com objetivo de melhorar a flexibilidade e melhora da amplitude de movimento.
- Exercícios pendulares de Codman: os exercícios devem ser realizados com o indivíduo em pé em flexão lombar de 90°, em que a paciente irá segurar um halter ou caneleira, apoiando o antebraço contralateral à cirurgia sobre um apoio e descansar a testa sobre o antebraço deste membro, segurando o halter com o membro a ser tratado, realizando movimentos pendulares em sentido horário, anti-horário e anteroposterior e laterolateral.
- Exercícios de fortalecimento muscular: realizar fortalecimento nos músculos estabilizadores do ombro.

SEROMA

O seroma ainda é um desafio para o fisioterapeuta. Muitos são os estudos que abordam essa complicação associada à realização dos exercícios no pós-operatórios, mas pouco pode ser encontrado em relação ao seu tratamento pelo fisioterapeuta, sendo que algumas técnicas são utilizadas de modo empírico e ainda precisam de comprovação científica.

A compressão sobre o seroma parece ser uma medida eficaz para diminuir o espaço morto e facilitar a drenagem da linfa acumulada.

O seroma também pode ser tratado com o uso do *taping*, visto que a fita melhora a drenagem linfática, pois, ao levantar a pele, ela é afastada da fáscia muscular, facilitando o fluxo de sangue e drenagem de fluidos pelo sistema linfático (Bosman e Piller, 2010). A fita também pode ser utilizada de forma compressiva associada a espumas de alta densidade.

A drenagem linfática manual é uma terapia leve que também pode auxiliar na redução do seroma através da melhora do fluxo linfático (Ezzo, 2015).

REFERÊNCIAS BIBLIOGRÁFICAS

Akkaya N, Atalay NS, Selcuk ST et al. Impact of body image on quality of life and mood in mastectomized patients and amputees in Turkey. Asian Pac J Cancer Prev 2011;12(10):2669-73.

Askevold F. Measuring body image. Psychother Psychosom 1975;26:71-7.

Barbosa JAN, Amorim MHC, Zandonade E, Delaprane ML. Avaliação da postura corporal em mulheres com câncer de mama. Rev Bras Ginecol Obstet 2013;35(5):215-20.

Bergmann A, Ribeiro MJP, Pedrosa E et al. Fisioterapia em mastologia oncológica: rotinas do Hospital do Câncer III/INCA. Rev Bras de Cancerol 2006;52(1):97-109.

Bosman J, Piller N. Lymph taping and seroma formation post breast cancer. J Lymphoedema 2010;5(2):46-52.

Brackstone M. A review of the literature and discussion: establish a consensus for the definition of post-mastectomy pain syndrome to provide a standardized clinical and research approach. J Can Chir 2016;50(5):294-5.

Casla S, Hojman P, Márques-Rodas et al. Running away from side effects: physical exercise as a complementary intervention for breast cancer patients. Clin Transl Oncol 2015; 17 (3): 180-96.

Cerqueira AW, Barbosa AL, Bergmann A. Proposta de conduta fisioterapêutica para o atendimento ambulatorial nas pacientes com escápula alada após linfadenectomia axilar. Rev Bras Cancerol 2009;55(2):115-20.

Cho Y, Do J, Jung S et al. Effects of a physical therapy program combined with manual lymphatic drainage on shoulder function, quality of life, lymphedema incidence, and pain in breast cancer patients with axillary web syndrome following axillary dissection. Support Care Cancer 2016;24(5):2047-57.

Ciacco M, Rezende LF. Avaliação da imagem corporal em mulheres no pós-operatório de câncer de mama. Rev Bras Mastologia 2012;22(4):131-7.

Ciesla S, Polom K. The effect immediate breast reconstruction with Becker-25 prosthesis on the preservation of proper body posture in patients after mastectomy. Eur J Surg Oncol 2010;36(7):625-31.

Ebid AA, El-Sodany AM. Long-term effect of pulsed high-intensity laser therapy in the treatment of post-mastectomy pain syndrome: a double blind, placebo-control, randomized study. Lasers Med Sci 2015;30:1747-55.

Ezzo J, Manheimer E, McNeely ML et al. Manual lymphatic drainage for lymphedema following breast cancer treatment. Cochrane Database Syst Rev 2015 May 21;(5):CD003475.

Gonçalves AV, Teixeira LC, Torresan R et al. Estudo clínico aleatório sobre a preservação do nervo peitoral medial em mastectomia por cancer de mama: impacto na reabilitação do membro superior. Sao Paulo Med J 2009;127(3):117-21.

Groef AD, Kampen MV, Verlvoesem N et al. Effect of myofascial techniques for treatment of upper limb dysfuntions in breast cancer survivors: randomized controlled trial. Support Care Cancer 2017;25(7):2119-127.

Huang HC, Liu HH, Yin LY et al. The upper-limb volumetric changes in breast cancer survivors with axillary web syndrome. Eur J Cancer Care 2017;26(2):1-6.

Kase K, Lemos TV, Dias EM. Kinesio Taping – Introdução ao método e aplicações musulares. São Paulo: Ed. Andreoli; 2013.

Koehler LA, Blaes AH, Haddad TC et al. Movement, function, pain and postoperative edema in axillary web syndrome. Physical Therapy 2015;95(10):1345-53.

Lattanzi JB, Zimmerman A, Marshall LM. Case report of axillary web syndrome. Rehabil Oncol 2012;30:18-21.

Lynch LL, Mendes U, Walier AB et al. Fibrosis worsens chronic lymphedema in rodent tissues. Am J Physiol Heart Circ Physio 2015;308(10):H1 229-36.

Mastrella AS, Freitas-Junior R, Paulinelli RR, Soares RL. Escápula Alada Pós-linfadenectomia no tratamento de câncer de mama. Rev Bras Cancerol 2009;55(4):397-404.

Mello M, Marques AP. A imagem corporal representada pelos fibromiálgicos: um estudo preliminar. Rev Fisiot USP 1995;2:87-93.

Melo MSI, Maia JN, Silva DAL, Carvalho CC. Avaliação postural em pacientes submetidas à mastectomia radical modificada por meio da fotogrametria computadorizada. Rev Bras Cancerol 2011;57(1):39-48.

Mendez U, Brown EM, Ongstad EL, Slis JR, Goldman J. Functional recovery of fluid drainage precedes lymphangiogenesis in acute murine foreleg lymphedema. Am J Physiol Heart Circ Physiol. 2012 1;302(11):H2250-6.

Pimenta CAM, Teixeira, MJ. Questionário de dor McGill: proposta de adaptação para a língua portuguesa. Rev Esc Enferm USP 1996;30(3):473-83.

Runowicz CD, Leach CR, Henry NL et al. American Cancer Society/ American Society of Clinical Oncology Breast Cancer Survivorship Care Guideline. J Clin Oncology 2015.

Safran MR. Nerve injury about the shoulder in Athletes, Part2: Long Thoracic Nerve, Spinal Accessory Nerve, Burners and Stingers, Thoracic Outlet Syndrome. Am J Sports Med 2004;32(4):1063-76.

Santos DB, Vieira EM. Imagem corporal de mulheres com câncer de mama: uma revisão sistemática da literatura. Cienc Saúde Coletiva 2011;16(5):2511-22.

Silva RCM, Rezende LF. Assessment of impact of late postoperative physical functional disabilities on quality of life in breast cancer survivors. Tumori 2014;100:87-90.

Torres Lacomba M, Mayoral del Moral O, Coperias Zazo JL et al. Incidence of myofascial pain syndrome in breast cancer surgery: a prospective study. Clin J Pain 2010;26:320-5.

Torrezan RZ, Cabello C, Conde DM, Brenelli HB. Impact of the preservation of the intercostobrachial nerve in axillary limphadenectomy due to breast cancer. Breast J 2003;5:389-92.

Waltho D, Rockwell G. Post-breast surgery pain syndrome: establishing a consensus for the definition of post-mastectomy pain syndrome to provide a standardized clinical and research approach – a review of the literature and discussion. J Can Chir 2016;59(5):342-50.

Wariss BR, Costa RM, Pereira AC, Koifman RJ, Bergmann A. Axillary web syndrome is not a risk factor for lymphoedema after 10 years of follow-up. Support Care Cancer. 2017 Feb;25(2):465-470.

Yang S, Park DH, Ahn SH et al. Prevalence and risk factors of adhesive capsulitis of the shoulder after breast cancer treatment. Support Care Cancer 2017;25(4):1317-22.

Yeung WM, McPhail SM, Kuys SS. A systematic review of axillary web syndrome. J Cancer Surviv 2015;9:576-98.

RECONSTRUÇÃO MAMÁRIA

CAPÍTULO 4

Larissa Louise Campanholi
Laura Rezende

A mastectomia é responsável pela alteração da imagem corporal feminina, com consequente perda da sensualidade em razão da sensação de mutilação. A reconstrução cirúrgica da mama é uma alternativa cada vez mais utilizada para suprir estes sentimentos negativos, originados pela doença e suas consequências, melhorando a autoestima e facilitando o vestuário, porém, essas cirurgias podem apresentar complicações pós-operatórias (Saliba *et al.*, 2013).

A fisioterapia deve ser iniciada o mais precocemente possível, por um fisioterapeuta especialista e familiarizado com técnicas de reconstrução e possíveis complicações (Association of Breast Surgery at BASO, 2007).

A fisioterapia se faz presente na prevenção, redução e regressão das complicações cirúrgicas do câncer de mama. A atuação fisioterapêutica deve ter início na fase pré-operatória, com o intuito de conhecer as alterações preexistentes e identificar possíveis fatores de riscos para complicações pós-operatórias. Na fase pós-cirúrgica, o objetivo é identificar sintomas álgicos, alterações linfáticas e de cicatrização (Netto *et al.*, 2010).

A reconstrução mamária pode ser feita por retalhos miocutâneos pediculados, como o do músculo grande dorsal ou o retalho transverso do músculo reto abdominal, além do uso de materiais aloplásticos como expansores teciduais temporários ou definitivos e implantes de silicone (Claro Jr *et al.*, 2013).

RECONSTRUÇÃO COM RETALHOS MIOCUTÂNEOS

A reconstrução com retalhos miocutâneos, como do músculo grande dorsal e reto abdominal, são uma das opções mais utilizadas (D' Alessandro *et al.*, 2015). Biomecanicamente, a ausência desses músculos requer que músculos vizinhos compensem a função dos músculos ausentes. Apesar de não serem observadas repercussões funcionais significativas, a presença de hiperlordose lombar (com consequente lombalgia, no caso da retirada do músculo reto abdominal) e a presença de escoliose (no caso da retirada do músculo grande dorsal) geralmente são encontradas.

O músculo retoabdominal origina-se nas cartilagens costais da quinta, sexta e sétima costelas e no processo xifoide do osso esterno, já sua inserção ocorre na crista ilíaca e sínfise púbica. Tem a ação de flexionar a coluna vertebral aproximando o tórax e a pelve anteriormente (Kendall, 2007).

A principal função exercida pela flexão do músculo reto abdominal é possibilitar a elevação do tronco quando da posição supina, ou seja, levantar-se quando deitado (Simon *et al.*, 2004). Os músculos retos abdominais, além de formarem um suporte muscular dinâmico e flexível, constituem um local importante para inserção de todos os músculos responsáveis pela flexão lateral e rotação do tronco (Monteiro, 1997).

Ao avaliar a força e função da parede abdominal, pode-se observar que a musculatura se apresenta com diminuição de força muscular pós-reconstrução mamária pelo músculo reto abdominal, entretanto, essa diminuição de força não altera significativamente as atividades de vida diária, laborais e de lazer das pacientes. Isso porque esse déficit da biomecânica abdominal é, satisfatoriamente, suprido pelos músculos sinergistas oblíquos internos e externos.

A força muscular pode ser graduada conforme Simon *et al.* (2004):

- 0: sem contração muscular palpável.
- 1: tensão muscular palpável apenas durante a expiração máxima ou ato de tossir.
- 2: levantamento da coluna cervical enquanto se pressiona a coluna lombar contra o suporte.
- 3: levantamento do ângulo inferior da escápula com os braços cruzados no tórax.

- 4: levantamento do tronco incluindo coluna lombar com braços cruzados no tórax.
- 5: levantamento do tronco incluindo coluna lombar com as mãos atrás do pescoço e cotovelos estendidos lateralmente.

Os testes abaixo têm como objetivo avaliar a função da musculatura abdominal na ausência de pedículo(s) do músculo reto abdominal:

- Teste 1: com as pacientes em decúbito dorsal será orientado que realizem o movimento de abdominal até a posição sentada, com as pernas estendidas, os pés apoiados e o peso posicionado sobre o tórax.
- Teste 2: as pacientes serão orientadas a realizar novamente o movimento abdominal, porém, agora, com os membros inferiores em flexão de quadril e joelho, e pés apoiados sobre a maca, levantando o peso sobre o tórax.
- Teste 3: ainda em decúbito dorsal as pacientes serão orientadas a levantarem os membros inferiores flexionando os quadris concomitantemente e com os joelhos estendidos.
- Teste 4: realizando mudança de decúbito, as pacientes serão orientadas a se levantarem da posição deitada para a posição sentada.

Os testes 1, 2 e 4 devem ser realizados com aumento progressivo de um quilo, após apresentarem a força cinco no exame, sendo interrompidos quando a paciente for incapaz de realizar a atividade proposta.

Devem ser realizados, também, dois testes funcionais: analisar o modo que a paciente realiza a mudança de decúbito → se não há dificuldade ou se é necessário apoio dos braços uni ou bilateralmente.

Outro ponto importante a ser avaliado pelo fisioterapeuta é a sensibilidade (com estesiômetro – Fig. 4-1), devendo ser traçados quadrantes no abdome da paciente. Essas áreas foram classificadas abaixo em:

+	Sensibilidade levemente alterada
++	Sensibilidade moderadamente alterada
+++	Sensibilidade muito comprometida
++++	Ausência de sensibilidade

As pacientes devem ser questionadas quanto à realização das atividades diárias, laborais e de lazer após a cirurgia.

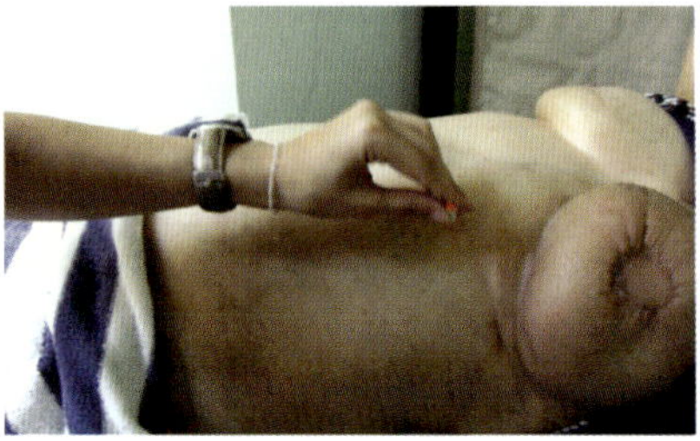

Figura 4-1. Avaliação sensitiva.

Em relação à reconstrução com a utilização do músculo grande dorsal, deve-se levar em consideração a sua implicação na mobilidade da articulação do ombro (pela rotação medial e adução horizontal, e pela sua participação na biomecânica do tronco), flexão lateral para o mesmo lado, da hiperextensão do tronco bilateralmente, da rotação do tronco para o mesmo lado, da elevação da pelve para o mesmo lado, auxiliando na anteroversão da pelve. Atua também na realização de movimentos como escalar, nadar, remar, golpear, andar com muletas ou alçar o corpo entre barras paralelas, nos quais os músculos atuam para levantar o corpo estando os braços fixados (Kendall, 2007).

O músculo grande dorsal exerce, ainda, uma função importante para o movimento de rotação lateral do ombro. Portanto, após a transferência deste músculo, há déficits nos movimentos de extensão e adução do ombro. Estes déficits resultam em uma taxa mais rápida de fadiga durante as atividades físicas em que os braços são elevados sobre a cabeça. Porém, não são tão significativos, pois existem mais seis músculos do ombro que fazem as mesmas ações do grande dorsal. São eles: peitoral maior, deltoide, redondo maior, redondo menor, coracobraquial e peitoral menor (Kendall, 2007). A transferência desse músculo pode desencadear uma escoliose toracolombar progressiva, além de uma escoliose associada à hipercifose torácica e rotação vertebral (Fig. 4-2). Todavia, esse quadro de desestabilização da coluna toracolombar a longo prazo surge, principalmente, em pacientes com escoliose preexistente.

Exercícios e técnicas para correção postural devem ser realizados para minimizar as consequências da ausência muscular.

A principal complicação relacionada com a rotação do músculo grande dorsal é o seroma na região dorsal.

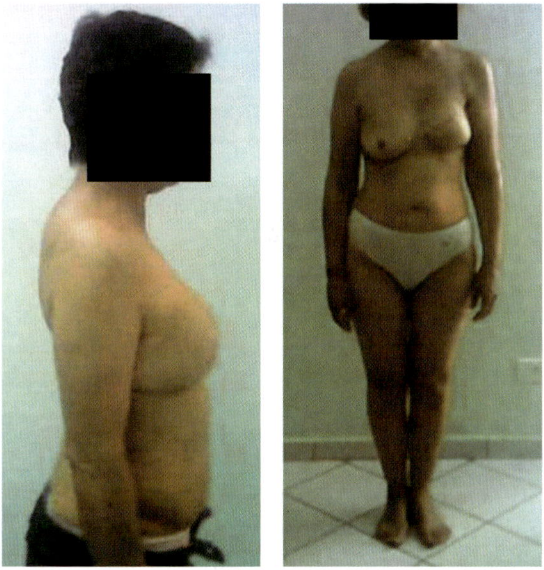

Figura 4-2. Alteração postural após reconstrução mamária com retalho do músculo grande dorsal.

Os fisioterapeutas devem ter certas precauções a respeito do que pode ou não ser feito no período de pós-operatório de reconstruções com TRAM ou grande dorsal. Vale ressaltar que é recomendável confirmar com o cirurgião responsável, quanto ao movimento que o paciente pode fazer em cada fase.

RECONSTRUÇÃO COM TRAM

Até 6 semanas de pós-operatório:

- Realizar exercícios respiratórios.
- Liberar rotação e flexão da alavanca curta, exercícios ativos de ombro e inclinação pélvica.

Após 6 semanas:

- Liberar curvaturas oblíquas, exercícios abdominais, pilates e alongamento suave da parede abdominal, para recuperar a postura normal e prevenir aderências (Association of Breast Surgery at BASO, 2007).

RECONSTRUÇÃO COM GRANDE DORSAL

Até 4 semanas:

- Liberar exercícios pendulares, protração e retração escapular.
- Evitar flexão e abdução acima de 90° e contração do grande dorsal.

Após 4 semanas:

- Uso normal do braço.
- Liberar flexão do ombro ativo-assistida em supino, abdução ativa, protração e retração escapular para evitar aderência cicatricial na região doadora e alongamentos em abdução combinados com flexão lateral do tronco do lado contralateral ao reconstruído.
- Evitar uso vigoroso do braço até que todas as cicatrizes estejam bem.

Após 12 semanas:

- Liberar levantamento de peso ou realizar extensão / adução dos ombros com resistência (Association of Breast Surgery at BASO, 2007).

RECONSTRUÇÃO COM PRÓTESES OU EXPANSORES

Pacientes que realizam reconstrução mamária imediata com prótese apresentam impacto positivo em relação a uma postura corporal adequada quando comparadas com pacientes que realizam mastectomia total sem reconstrução (Ciesla e Polom, 2010).

As próteses ou expansores são posicionados sob o músculo peitoral maior, portanto, os movimentos que envolvem o uso ou alongamento do peitoral maior devem ser evitados nas primeiras 3 semanas: abdução e flexão acima de 90° ou extensão do ombro. A liberação do movimento do ombro acima de 90° dependerá da recuperação do paciente, devendo sempre aguardar a liberação do cirurgião responsável. O retorno às atividades normais deve ser gradual (Association of Breast Surgery at BASO, 2007).

Os expansores são utilizados para pacientes que necessitam expandir pele e músculo para, posteriormente, passar por outro procedimento cirúrgico para colocação da prótese definitiva. Entretanto, existe um expansor utilizado em um único tempo cirúrgico (Fig. 4-3), conhecido como prótese de Becker (Becker, 1987). A primeira expansão é realizada durante a cirurgia, respeitando as condições do retalho da mastectomia, já as subsequentes são realizadas em ambulatório,

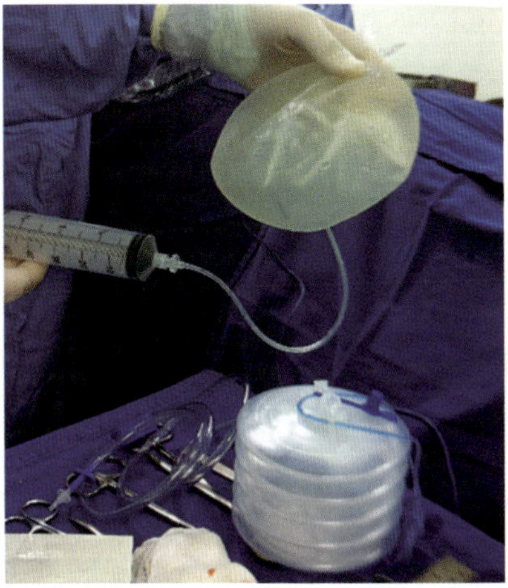

Figura 4-3. Expansor de Becker utilizado para reconstrução mamária em um único tempo cirúrgico.

até a obtenção do volume compatível com a mama contralateral e os anseios da paciente (Farah *et al.*, 2015).

A expansão normalmente é iniciada em aproximadamente 3 semanas de pós-operatório. O processo de expansão do tecido pode fazer com que o músculo se alongue e afine, por este motivo, deve-se evitar levantamento de peso ou exercícios contrarresistidos repentinos no membro superior do lado da reconstrução (Association of Breast Surgery at BASO, 2007).

A cada nova expansão é comum a paciente relatar sensação de peso na mama em decorrência do edema que pode se formar, que pode ser tratado com drenagem linfática manual e *taping* linfático. O atendimento fisioterapêutico antes de cada nova expansão auxilia no tratamento de fibroses, retrações e encurtamentos musculares, a fim de proporcionar melhora da mobilidade tecidual e, consequentemente, melhor expansão.

O uso de expansores pode apresentar complicações inerentes ao procedimento cirúrgico como esvaziamento, deslocamento e extrusão do expansor, porém, tais complicações fogem do alcance do fisioterapeuta, sendo que na infecção, o atendimento fisioterapêutico é contraindicado. Nas reconstruções de mamas grandes, a atuação fisioterapêutica deve ter maior atenção e pode necessitar de procedimentos adicionais, pois estas pacientes têm mais chance de desenvolver complicações (Woo *et al.*, 2016).

COMPLICAÇÕES PÓS-OPERATÓRIAS

As principais complicações que ocorrem após cirurgias oncoplásticas são dor, edema, seroma, deiscência, aderência ou retração cicatricial, fibrose, restrição de ADM, alterações sensoriais na área operada (Del Bianco *et al.*, 2008), necrose, contratura capsular, hematoma e infecção (Cosac *et al.*, 2013).

A fibrose pode ocorrer na mama e na inserção do músculo peitoral maior, originada na hipoderme que leva à restrição de mobilidade no membro superior, em razão das aderências cicatriciais da pele à fáscia profunda com aprisionamento de nervos e vasos sanguíneos e linfáticos, causando dor e consequente restrição de ADM (Wong *et al.*, 2016). Na presença de fibrose (Fig. 4-4), o fluxo no interstício é prejudicado, impedindo a reabsorção da linfa, pois o colágeno afeta a regeneração dos vasos linfáticos piorando o edema (Wiig *et al.*, 2010). Portanto, ao se tratar a fibrose precocemente, melhora-se o fluxo linfático com consequente melhora do edema e da dor.

A técnica de compressão sobre a fibrose libera enzimas que degradam o tecido em excesso (aplicação de *taping* em *web* – Fig. 4-5), já as manobras de tensão e deslocamento de forma suave e breve (manobras em "S" e circulares sobre a fibrose) respeitam a resistência do tecido

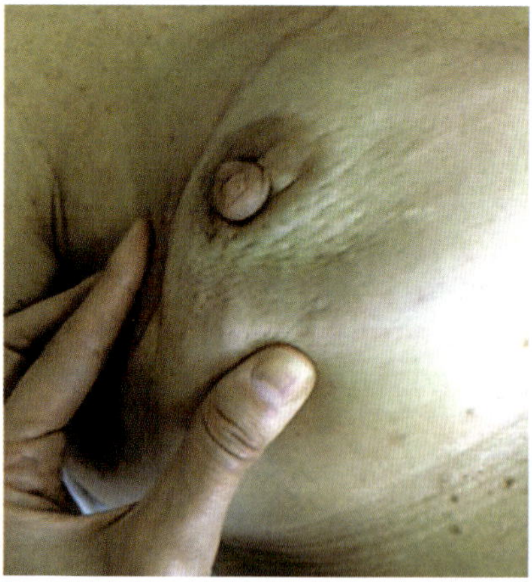

Figura 4-4. Fibrose tecidual após reconstrução mamária com prótese de Becker.

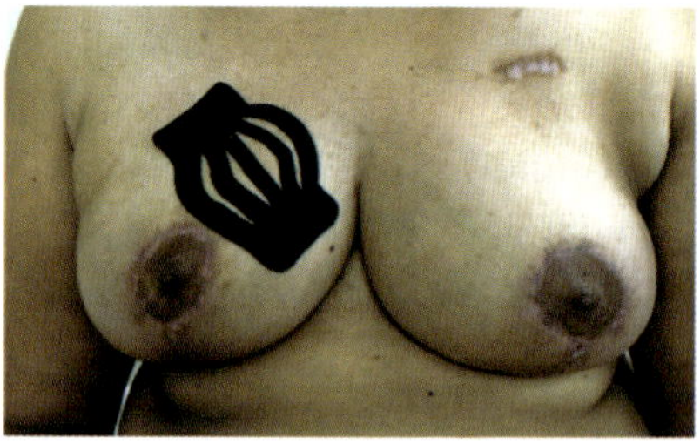

Figura 4-5. Aplicação em *web* para fibrose em quadrantectomia oncoplástica da mama direita associada à simetrização da mama contralateral.

cicatricial para realinhar as fibras de colágeno e diminuir a secreção de TGF-ß1 (citocina responsável pela formação de fibroses) (Wells 2013).

O uso do *taping* otimiza a habilidade do corpo em drenar o líquido linfático para linfonodos saudáveis influenciando o sistema linfático pela pele, músculos, circulação e sistema neurológico. Quando usada em cima de áreas de fibrose, as pequenas circunvoluções da fita aumentam o espaço entre a pele e o músculo, promovendo o fluxo sanguíneo e linfático. A ação muscular se dá por receptores sensoriais na pele melhorando a contração muscular (Finnerty, 2010).

Apesar de bastante utilizadas na prática clínica, o uso do *taping* linfático ainda necessita de mais estudos científicos. A pressão aplicada no *taping* deve ser pequena para não causar lesões na pele (*paper off* – sem tensão, ou tensão entre 15 a 25%).

A fibrose é tratada por meio do alinhamento das fibras de colágeno na direção da força de estiramento, perpendicular à margem da ferida, diminuindo significativamente a tensão de fechamento da ferida resultante do alongamento da pele, evitando, consequentemente, a deiscência cicatricial (Melis *et al.*, 2002).

Quando a deiscência cicatricial ou desepitelização já ocorreu, utiliza-se a drenagem linfática manual a fim de proporcionar melhor oxigenação tecidual, além do *taping* linfático em "fan" e em "C".

Para melhor resultado estético, pacientes submetidas à reconstrução de uma das mamas realizam também a simetrização da mama contralateral (Fig. 4-6). Em decorrência da tensão cicatricial da sutura em "T invertido", pode ocorrer deiscência na região do T ou no mamilo (Fig. 4-7), onde o uso do *taping* em "C" auxilia na redução da tensão das bordas da ferida, proporcionando uma cicatrização mais rápida.

O *laser* de baixa potência é uma opção promissora no tratamento em cuidados de suporte para câncer de mama, pois é utilizado para estimular a cicatrização de feridas e reduzir a inflamação, edema e dor. No entanto, ainda são necessários mais estudos para definir parâmetros de tratamento e de irradiação apropriadas para cada condição, a fim de assegurar a eficácia da utilização, além de acompanhamento mais longo para verificar se o *laser* afeta o comportamento do tumor e pode causar proliferação tumoral (Robijns *et al.*, 2017).

Apesar de a mobilização manual da prótese ser amplamente utilizada, não há evidência científica da sua eficácia na prevenção de contratura capsular (Fig. 4-8), visto que esta complicação é associada aos

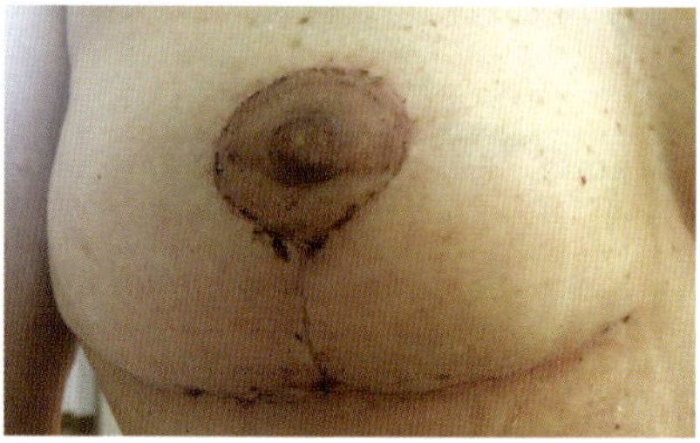

Figura 4-6. Simetrização da mama contralateral por meio de cicatriz em T invertido.

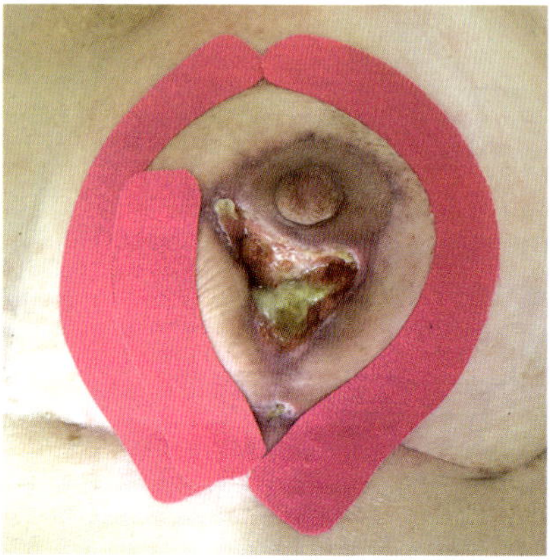

Figura 4-7. Uso de *taping* em "C" para tratamento de deiscência cicatricial na mama submetida à simetrização.

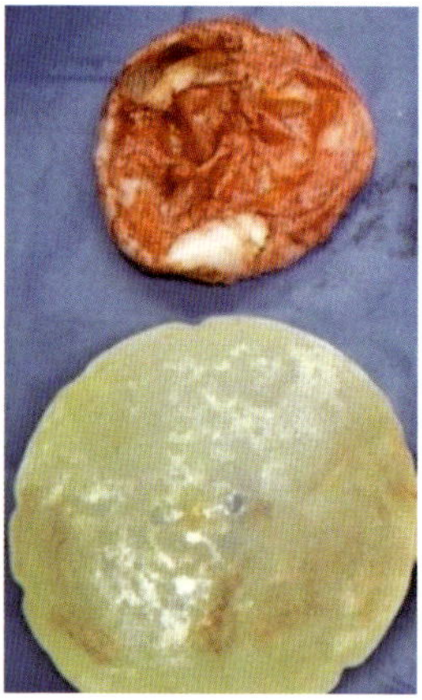

Figura 4-8. Contratura capsular, onde houve necessidade de retirada da prótese.

biofilmes bacterianos, que especialmente após a reconstrução com expansor apresentam maior risco de contaminação bacteriana em razão dos repetidos procedimentos de enchimento do implante (Rieger *et al.*, 2014). A mobilização da prótese tem benefício na melhora na alteração de sensibilidade, aceitação, conscientização e posicionamento adequado (em casos de prótese alta) em razão do estímulo mecânico produzido.

O edema pós-operatório (Fig. 4-9) também pode ser tratado com drenagem linfática manual e *taping* linfático (técnica "fan"). O *taping* é um excelente método pois facilita a liberação miofascial e aumenta a reabsorção de tecidos subjacentes, melhorando a capacidade de drenagem linfática e da circulação sanguínea. Ao afastar a pele da fáscia muscular, facilita o fluxo sanguíneo e drenagem dos fluidos pelo sistema linfático. Deve ser aplicada com base na anatomia do sistema linfático, movendo os fluidos das áreas de maior pressão para áreas de menor pressão. Também pode ser utilizada para tratar seroma (Finnerty, 2010).

A fisioterapia pode atuar no seroma por meio de drenagem linfática manual, *taping* compressivo, compressão com espumas de alta densidade e *taping* linfático (técnica "fan") (Figs. 4-10 a 4-12). O hematoma local também pode ser tratado por *taping* linfático (técnica "fan").

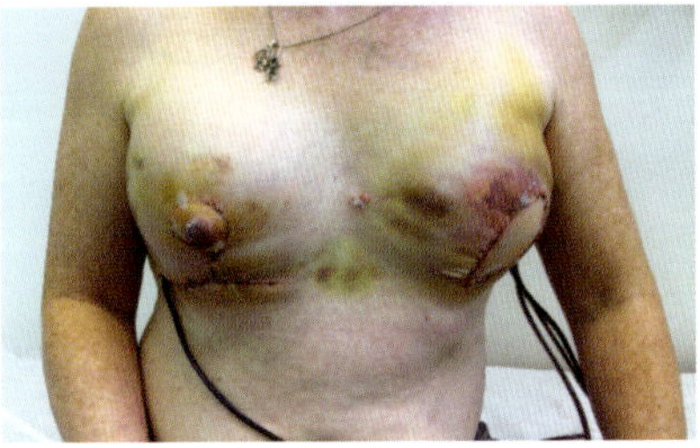

Figura 4-9. Paciente com edema e hematoma em pós-operatório recente. Notar que ainda está com os drenos. Reconstrução mamária esquerda com o músculo grande dorsal e simetrização na mama direita.

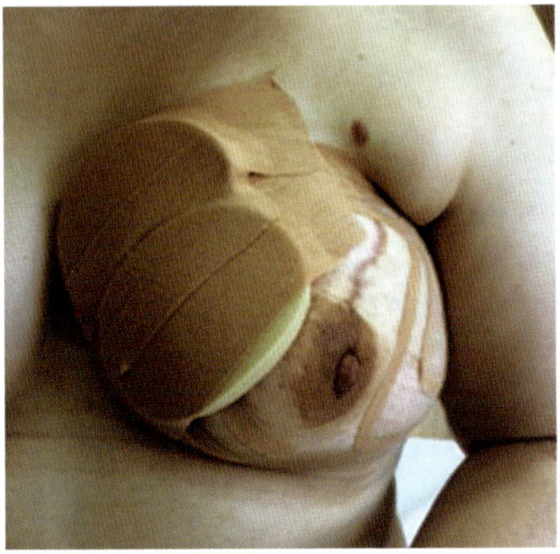

Figura 4-10. Aplicação de espuma de alta densidade utilizada para compressão de seroma associada à *taping*.

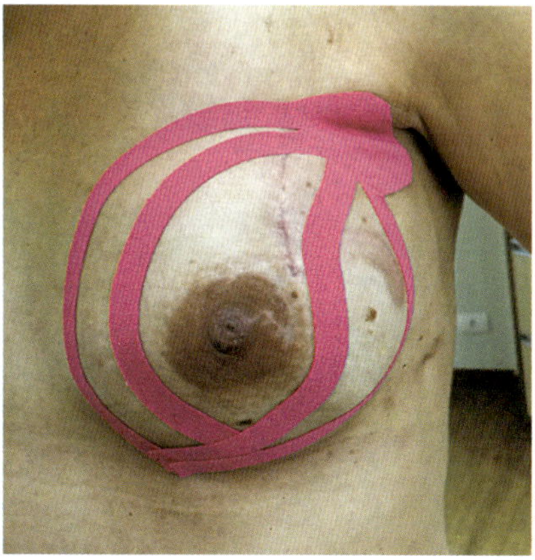

Figura 4-11. Aplicação em "fan" utilizada para edema, hematoma e seroma.

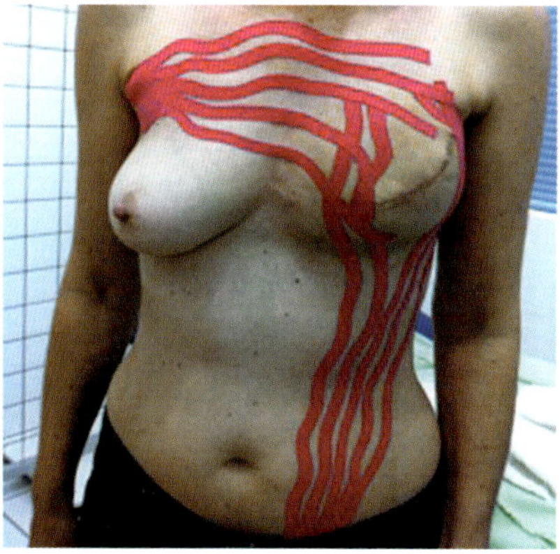

Figura 4-12. Aplicação em "fan" nas anastomose axiloaxilar e axiloinguinal em pacientes com linfadenectomia axilar para o tratamento de linfedema, edema, hematoma e seroma.

A retração ou aderência cicatricial é tratada pelas manobras em "S" e circulares sobre a cicatriz, além da aplicação de *taping* linfático em "I" ou em "X". Quando a prótese fica alta, utiliza-se a mobilização e aplicação de *taping* em "U" invertido (Figs. 4-13 e 4-14).

As alterações de sensibilidade são tratadas pela dessensibilização com diferentes texturas: esponjas, toalha, algodão e manipulação do terapeuta.

A fisioterapia no pós-operatório de reconstrução mamária ainda é um campo que necessita de mais evidência científica, sendo que os tratamentos geralmente são fundamentados na experiência clínica do fisioterapeuta (Nevola Teixeira e Sandrin, 2014).

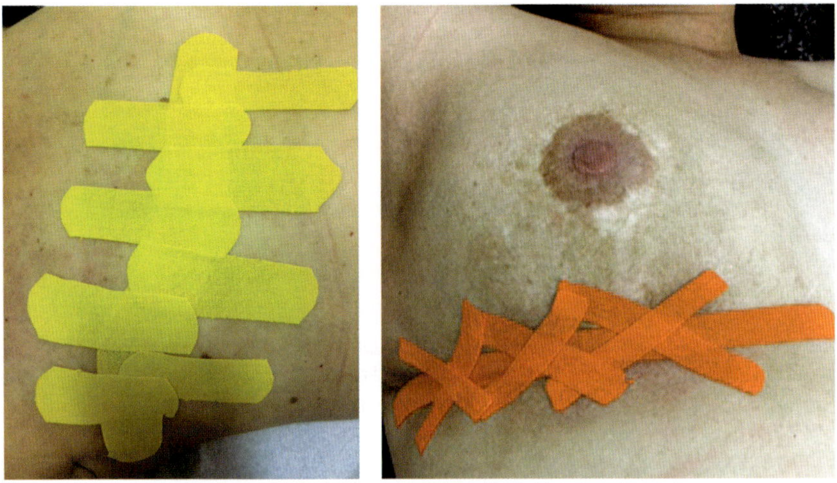

Figura 4-13. Aplicação em "I" e em "X" para retração cicatricial.

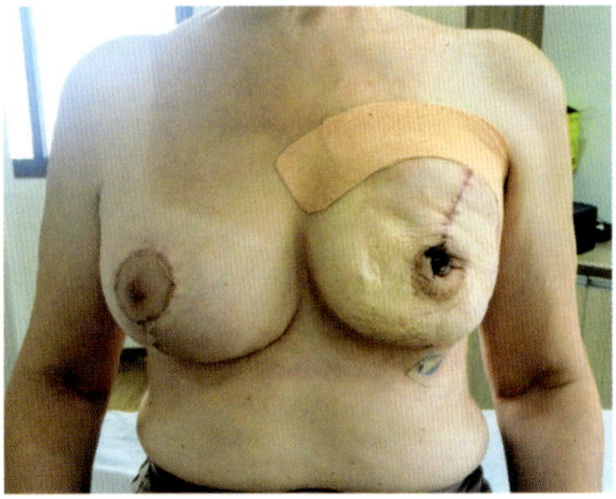

Figura 4-14. Aplicação em "U" invertido para prótese alta associada à aplicação em "fan" para edema e hematoma.

REFERÊNCIAS BIBLIOGRÁFICAS

Association of Breast Surgery at BASO; Association of Breast Surgery at BAPRAS et al. Oncoplastic breast surgery - A guide to good practice. Eur J Surg Oncol 2007 Suppl 1:S1-23.

Becker H. The permanent tissue expander. Clin Plast Surg 1987;14(3):519-27.

Claro Junior F, Costa DV, Pinheiro DS, Pinto Neto AM. Complicações em reconstrução mamária total em pacientes mastectomizadas por câncer de mama: análise comparativa de longo prazo quanto à influência de técnica, tempo de cirurgia, momento da reconstrução e tratamento adjuvante. Rev Bras Cir Plast 2013;28(1):85-91.

Ciesla S, Polom K. The effect of immediate breast reconstruction with Becker-25 prosthesis on the preservation of proper body posture in patients after mastectomy. Eur J Surg Oncol. 2010;36(7):625-31.

Cosac OM, Camara JPP, Cammarota MC et al. Reconstrução mamária de resgate: a importância dos retalhos miocutâneos. Rev Bras Cir Plast 2013;28(1):92-992.

D'Alessandro GS, Povedano A, Santos LKIL et al. Reconstrução mamária imediata com retalho do músculo grande dorsal e implante de silicone. Rev Bras Cir Plast 2015;30(2):163-71.

Del Bianco P, Zavagno G, Burelli P et al. Morbidity comparison of sentinel lymph node biopsy versus conventional axillary lymph node dissection for breast cancer patients: results of the sentinella e GIVOM Italian randomized clinical trial. EJSO 2008;34:508-13.

Farah AB, Nahas FX, Mendes JA. Reconstrução mamária em dois estágios com expansores de tecido e implantes de silicone. Rev Bras Cir Plast 2015;30(2):172-81.

Finnerty S, Thomason S, Woods M. Audit of the use of kinesioly tape for breast oedema. Journal of Lymphoedema 2010;5(1):38-44.

Kendall FP, Kendall EM, Provance PG. Músculos provas e funções. São Paulo: Ed. Manole, 2007.

Melis P, Noorlander, ML, van der Horst, CMAM, van Noorden CJF. Rapid alignment of collagen fibers in the dermis of undermined and not undermined skin stretched with a skin-stretching device. Plast Reconstr Surg 2002;109(2):674-80.

Monteiro ME. Physical Therapy Implication Following the TRAM Procedure. Physiotherapy 1997;77:765-70.

Netto CM, Zanon DMT, Colodete RO. Terapia manual em mastectomizadas: uma revisão bibliográfica. Perspectivas online 2010;4(15):123-35.

Nevola Teixeira LF, Sandrin F. The role of the physiotherapy in the plastic surgery patients after oncological breast surgery. Gland Surgery 2014;3(1);43-7.

Rieger UM, Raschke GF, Frei R et al. Role of bacterial biofilms in patients after reconstructive and aesthetic breast implant surgery. J Long Term Eff Med Implants 2014;24(2-3):131-8.

Robijns J, Censabella S, Bulens P et al. The use of low-level light therapy in supportive care for patients with breast cancer: review of the literature. Lasers Med Sci 2017;32(1):229-42.

Saliba GAM, Carvalho EES, Silva AF et al. Reconstrução mamária: análise de novas tendências e suas complicações maiores. Rev Bras Cir Plast 2013;28(4):619-26.

Simon AM, Bouwense CL, McMillan S, Lamb S, Hammond DC. Comparison of unipedicle and bipedicle TRAM Flap Breast Reconstructions: Assessment of Physical Function and Patient Satisfaction. Plast Reconst Surg 2004;113(1):136-40.

Wells RG. Tissue mechanics and fibrosis. Biochim Biophys Acta 2013;1832(7):884-90.

Wiig H, Keskin D, Kalluri R. Interaction between the extracellular matrix and lymphatics: consequences for lymphangiogenesis and lymphatic function. Matrix Biol 2010;29(8):645-56.

Wong R, Geyers S, Weningers W et al. The dynamic anatomy and pattening of skin. Experimental Dermatology 2016;25:92-8.

Woo KJ, Paik JM, Mun GH et al. Risk factors for complications in immediate expander-implant breast reconstruction for non-obese patients: impact of breast size on complications. Aesthetic Plast Surg 2016;40(1):71-8.

CAPÍTULO 5

LINFEDEMA

Larissa Louise Campanholi
Laura Rezende

Linfedema é uma patologia crônica e progressiva que ocorre com certa frequência após o tratamento do câncer de mama, resultante do acúmulo de fluidos rico em proteínas nos tecidos intersticiais. No geral, a prevalência do linfedema varia entre 9 e 40%, sendo 24 a 49% após mastectomia, 4 a 28% após a tumorectomia com dissecção axilar, e 5 a 34% após cirurgia e radioterapia. No Brasil, ao se basear no cálculo de estimativas de câncer de mama, acredita-se que cerca de 3 a 5 mil pacientes por ano desenvolverão linfedema (Bevilacqua *et al.*, 2008).

CLASSIFICAÇÃO

O linfedema é dividido em duas fases: na fase inicial há acúmulo de fluidos no espaço extracelular (água), proteínas plasmáticas filtradas, células extravasadas do sangue, além de produtos celulares do parênquima. Já na fase tardia observa-se a proliferação de elementos parenquimatosos e estromais com excessivo depósito de substâncias de matriz extracelular (Bevilacqua *et al.*, 2008).

Segundo o último consenso da Sociedade Internacional de Linfologia (2013), o linfedema pode ser classificado em quatro estágios:

- Estágio 0 ou Subclínico (Fig. 5-1): o paciente possui risco para o desenvolvimento do linfedema, porém, não apresenta edema evidente. O acúmulo de fluido intersticial pode não estar visível clinicamente, entretanto, como a quantidade de linfa está maior que a capacidade do sistema em transportá-la, pode ser considerado como linfedema subclínico (Lawenda *et al.*, 2009). O linfedema se apresenta como uma sensação de peso ou aperto. Com sua progressão, pode se tornar evidente (Smith e Lewin, 2010).

- Estágio I (Fig. 5-2): há pouco edema tecidual, com aparente depressão na palpação, sem fibrose e com melhora do edema ao elevar o membro. Representa um acúmulo de fluido com grau proteico relativamente alto.
- Estágio II (Fig. 5-3): há alterações teciduais que aumentam o risco de fibrose. É irreversível espontaneamente. Infecções de pele são mais comuns nesta fase.
- Estágio III (Fig. 5-4): já são observadas alterações cutâneas mais exuberantes com presença de fibrose e consistência lenhosa tecidual, com edema notável no membro. Esta fase é conhecida como "elefantíase linfostática", podendo ocorrer a formação de fístulas.

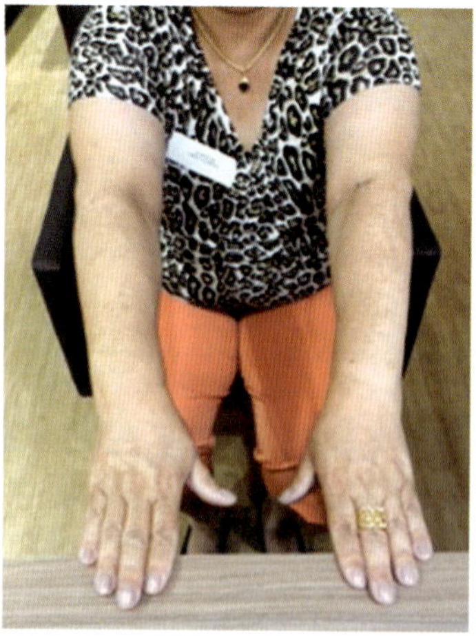

Figura 5-1. Estágio 0.

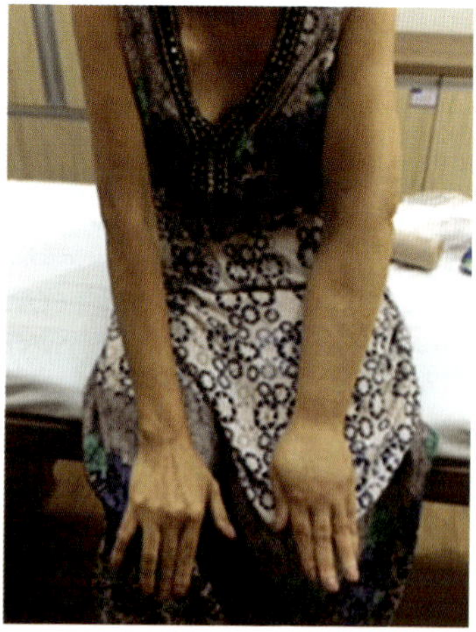

Figura 5-2. Estágio I.

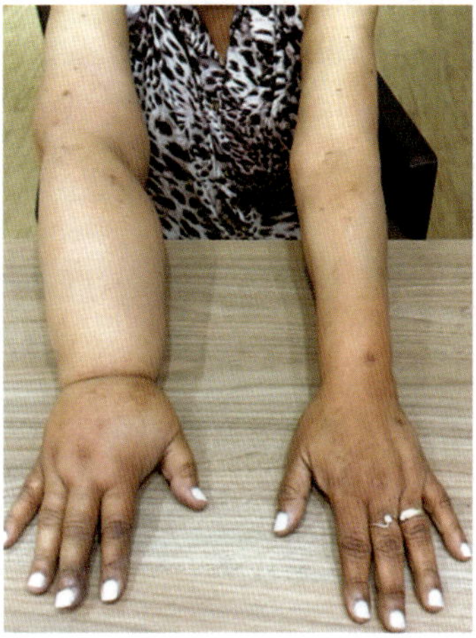

Figura 5-3. Estágio II.

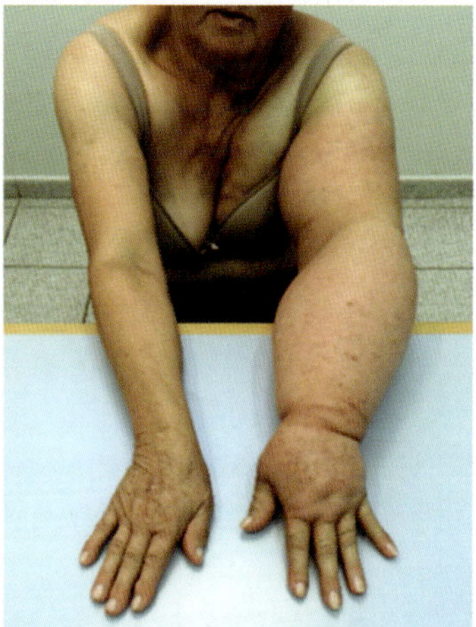

Figura 5-4. Estágio III.

AVALIAÇÃO

A avaliação do linfedema de membro superior pode ser feita por meio de métodos objetivos e subjetivos, além da avaliação clínica criteriosa do membro e quadrantes. Entre os métodos objetivos, a perimetria manual ainda é o método mais utilizado na prática clínica pela sua facilidade, pois utiliza apenas uma fita métrica para mensuração de circunferências equivalentes em ambos os membros (afetado e controle).

Ao realizar na prática clínica a perimetria manual para a classificação de linfedema, o fisioterapeuta não deve considerar apenas a diferença da perimetria acima de 2 cm, mas também os valores resultantes da fórmula do cone truncado, a fim de conseguir valores de volumetria indireta, considerando como linfedema valores acima de 10% ou 200 mL de diferença entre o membro do lado da dissecção axilar e o contralateral (avaliação da circunferência – ver Capítulo 1).

O linfedema também pode ser classificado como (Stillwell *et al.* 1969 *apud* Vries *et al.* 2005):

- 0 a 10% de diferença entre o membro afetado e o controle: normal.
- 10 a 20%: linfedema leve.
- 20 a 40%: moderado.

- 40 a 80%: acentuado.
- > 80%: grave.

Na avaliação subjetiva questiona-se ao paciente se há aumento de volume perceptível, onde, muitas vezes, o paciente refere que o relógio, pulseira, anel ou manga da camisa estão mais apertados ou apresenta sensação de peso no membro. Há uma boa correlação entre a perimetria manual e os critérios subjetivos na avaliação de linfedema de membro superior (Campanholi *et al.*, 2015), portanto, qualquer queixa do paciente é relevante, visto que pacientes com sintomas e sem diferença na perimetria manual já podem apresentar um linfedema subclínico.

É fundamental realizar também a avaliação clínica: como e quando surgiu o linfedema, se a forma de instalação foi rápida (relacionado com linfedemas malignos, ou seja, por obstrução tumoral – Fig. 5-5) ou lenta (benigno), se apresenta dor, relacionada com excesso de peso, estiramento muscular, tendinite ou bursite. Observar se apresenta alterações dermatológicas como erisipela, queimadura, fungos, alergias,

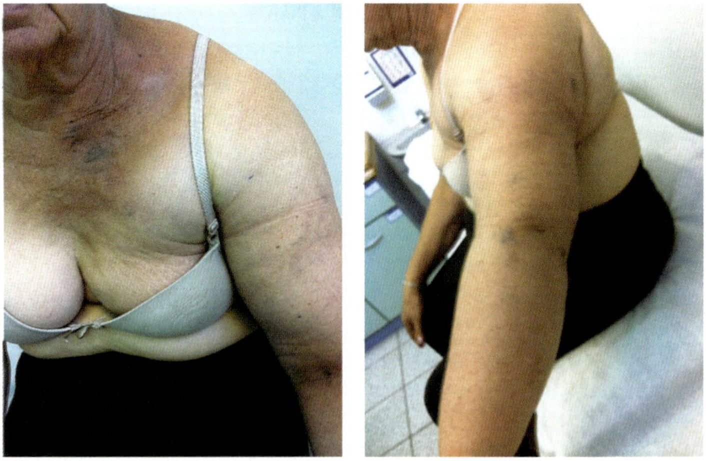

Figura 5-5. Neovascularização com limites indefinidos no membro e quadrantes em paciente com linfedema neoplásico com recidiva tumoral após 10 anos de pós-operatório de quadrantectomia.

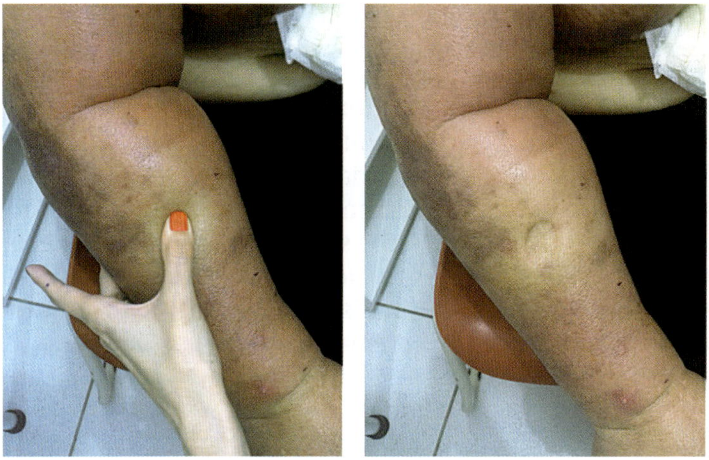

Figura 5-6. Teste de Cacifo ou sinal de Godet positivo.

lesões na pele, pois, nestes casos, a fisioterapia pode ser contraindicada (Camargo e Marx, 2000).

O teste de cacifo ou sinal de Godet (Fig. 5-6) é realizado através da digitopressão do examinador para verificar a quantidade de líquido deslocado. Quanto maior a depressão tecidual, maior o deslocamento de líquido e, consequentemente, menor fibrose. A presença deste sinal indica melhor prognóstico do linfedema.

PREVENÇÃO

A fisioterapia atua através de ações de prevenção primárias, secundárias e terciárias do linfedema. A prevenção primária se refere à diminuição da exposição a fatores de risco por meio de orientações de cuidado com o membro (Fabro *et al.*, 2016):

- Manter a pele limpa e hidratada.
- Micoses nas unhas da mão devem ser tratadas.
- Evitar carregar sacolas, bolsas ou objetos pesados do lado da cirurgia; procurar sempre utilizar o outro braço.
- Evitar movimentos repetitivos com o braço por um período supeior a 1 hora, como bordar, pintar etc.

- Evitar traumatismos na pele, como cortes, ferimentos ao se retirar a cutícula ou se depilar, queimaduras e picada de inseto.
- Evitar água muito quente durante o banho, e em banhos de banheira, além do uso de sauna.
- Procurar movimentar o braço durante viagens aéreas.
- Usar luvas de proteção para realizar atividades como jardinagem, cozinhar, lavar louça ou ao utilizar produtos químicos que possam causar irritação na pele.
- Em caso de presença de infecção no braço (edema, calor local e hiperemia), procurar o médico imediatamente.

A prevenção secundária visa o diagnóstico precoce por meio das queixas do paciente de sensação de peso ou aumento de volume, dor e sinais de infecção e avaliação por perimetria manual e condições e textura da pele. Já a terciária é o tratamento por terapia física complexa descongestiva (Fabro *et al.*, 2016).

O linfedema ainda não tem cura, portanto, uma vez instalado, deve ser tratado com medidas de redução e controle do volume do membro. Exercícios repetitivos e com excesso de peso que causem sobrecarga no membro devem ser evitados para não prejudicar o sistema linfático (Kim *et al.*, 2016).

A educação do paciente que é iniciada já na primeira semana após a cirurgia e o acompanhamento de um fisioterapeuta é considerada fator de proteção para o surgimento do linfedema (Lu, 2015).

RECURSOS FISIOTERÁPICOS

A terapia física complexa (TFC) foi criada em 1963 pelo Dr. Michael Földi e, em 1995, o Comitê da Sociedade Internacional de Linfologia indicou como terapia para o linfedema. É a principal, mais aceita e mais efetiva forma de tratamento, sendo composta pela drenagem linfática manual (DLM), terapia de compressão inelástica (enfaixamento compressivo), exercícios linfomiocinéticos e cuidados com a pele.

O tratamento fisioterapêutico é dividido em duas etapas (Fig. 5-7), sendo que, na primeira fase, a frequência do tratamento é mais intensa, devendo ser diária ou em dias alternados. Na segunda fase, o paciente deve utilizar compressão elástica apropriada (meia ou braçadeira), e manter os cuidados com a pele e os exercícios linfomiocinéticos. O paciente só passará para a fase de manutenção quando o volume do membro não apresentar mais redução (Lanza, 2015).

A DLM compreende um conjunto de manobras lentas, rítmicas e leves que seguem o sentido fisiológico da drenagem, com o objetivo de desobstruir os vasos linfáticos e melhorar a absorção e transporte dos fluidos, complementada pela terapia compressiva, que auxilia no transporte da linfa. É importante traçar nova rota do fluxo de líquido linfático estagnado em torno de áreas bloqueadas e direcionar para vasos linfáticos saudáveis por meio de anastomoses axiloaxilar e axiloinguinal (Baiocchi, 2016).

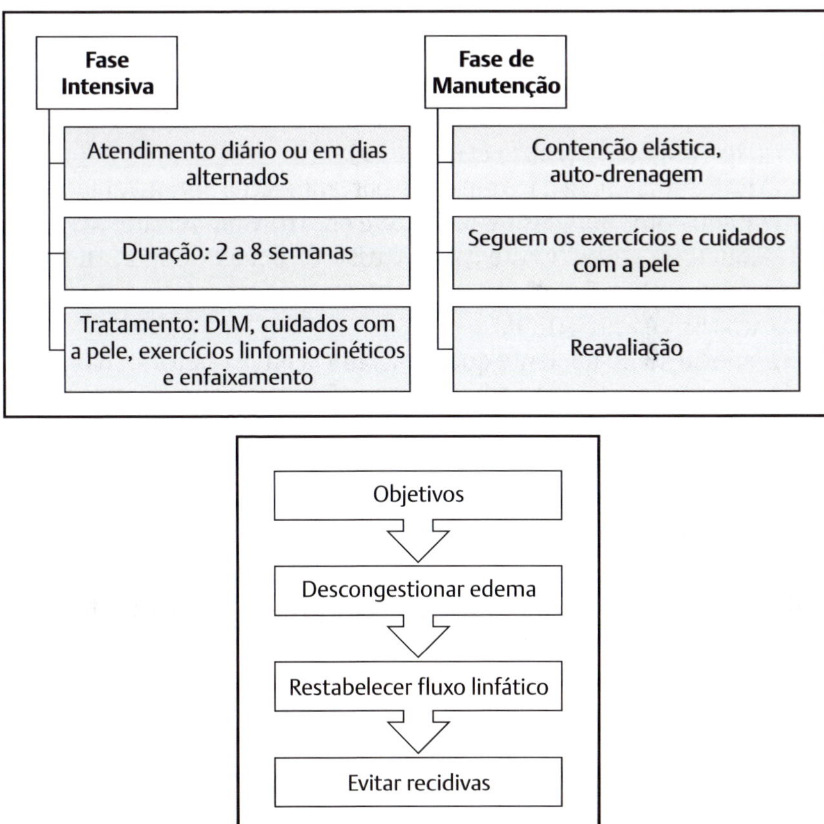

Figura 5-7. Fases da terapia física complexa e objetivos do tratamento.

A aderência cicatricial é uma barreira para a realização da drenagem linfática manual, devendo ser tratada previamente. É sempre importante verificar se há edema em outros quadrantes (pescoço, mama, ombros), pois o ideal é, primeiramente, diminuir este edema para, posteriormente, realizar a DLM no membro com o linfedema (Camargo e Marx, 2000).

O membro deve ser tratado em segmentos, iniciando-se da região proximal para a distal. Após a DLM deve-se realizar enfaixamento do membro para evitar que o líquido não retorne pela atuação da gravidade.

Por desconhecimento da terapia física complexa descongestiva, ainda há muitos profissionais que tratam o linfedema apenas com DLM. Um estudo demonstrou que a DLM foi a técnica mais utilizada no tratamento de linfedema e que, infelizmente, muitos pacientes eram tratados com esta terapia exclusivamente, não realizando o enfaixamento compressivo e os exercícios de forma complementar (Campanholi *et al.*, 2012).

Os exercícios intensificam a ação das bandagens compressivas impulsionando a linfa ao longo do membro para as áreas linfáticas mais sadias, gerando diminuição da sensação do peso do membro e promovendo bem-estar, portanto, o ideal é sempre fazer exercícios com o membro enfaixado (Baiocchi, 2016).

O enfaixamento compressivo é feito por meio de ataduras de curta extensibilidade em multicamadas, sendo que a pressão deve ser mantida constante. A Figura 5-8 apresenta a sequência da realização do enfaixamento compressivo multicamadas.

O enfaixamento em multicamadas faz com que o músculo, ao se contrair, provoque uma resistência contrária às faixas, aumentando a eficiência da drenagem linfática, ou seja, a pressão de trabalho. Quando o membro está parado, há uma pressão constante denominada de pressão de repouso. As fibras teciduais elásticas estão danificadas no membro com linfedema, portanto, não oferecem resistência suficiente. A compressão externa compensa esta insuficiência elástica melhorando a função das válvulas dos linfangions (Baiocchi, 2016).

Para se obter uma redução do volume do membro é importante que o paciente realize exercícios linfomiocinéticos com o membro

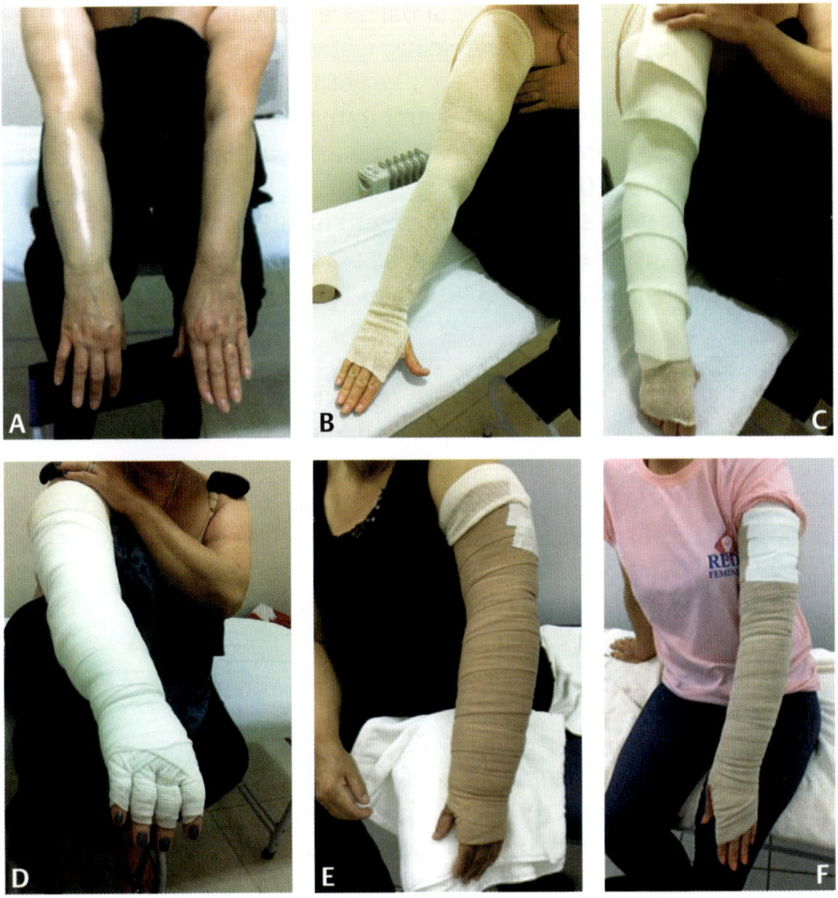

Figura 5-8. Enfaixamento compressivo multicamadas. (**A**) Hidratação do membro. (**B**) Colocação da malha tubular. (**C**) Colocação da espuma. (**D**) Enfaixamento compressivo. (**E**,**F**) Enfaixamento compressivo com diferentes ataduras.

enfaixado várias vezes ao dia. Os exercícios visam promover a contração muscular para impulsionar a linfa. Exemplos de exercícios:

1. Flexão e extensão de dedos.
2. Flexão e extensão dos punhos.
3. Rotação dos punhos no sentido horário e depois no anti-horário.

4. Pronação e supinação.
5. Flexão e extensão de cotovelo.
6. Flexão e extensão do ombro.
7. Em decúbito dorsal, elevar o membro e realizar movimentos circulares, 10 vezes no sentido horário e 10 vezes no anti-horário.

A maioria dos pacientes com linfedemas leves e moderados não apresenta limitação de amplitude articular significativa do ombro (Campanholi *et al.*, 2009), a restrição de ADM ocorre, principalmente, em linfedemas severos, o que pode prejudicar a realização de determinados exercícios.

Na fase de manutenção a paciente deve fazer uso da braçadeira elástica durante todo o dia, porém, nunca dormir com a mesma (Fig. 5-9). É importante continuar a realizar os exercícios linfomiocinéticos e cuidados com a pele nesta fase.

Recentemente foi publicado um guia de boas práticas sobre o tratamento de linfedema, demonstrando o nível de evidência científica sobre a TFC (Gebruers *et al.*, 2017):

- Nível 1b: programas de exercícios não supervisionados não têm eficácia.
- Nível 2a: TFC é eficaz na redução do volume do edema.

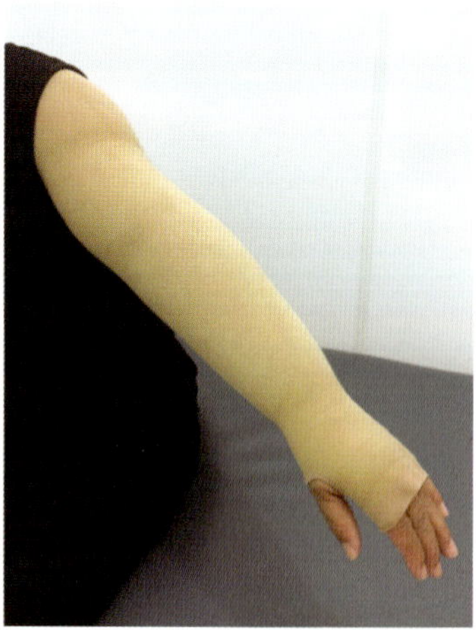

Figura 5-9. Braçadeira elástica.

- Nível 2b: o uso de braçadeira, exercícios e cuidados com a pele para manter a redução do volume:
  - roupas de compressão: devem ser substituídas pelo menos a cada 3 a 4 meses.
- Nível 2b: o monitoramento e o uso de uma luva de compressão quando há um aumento de 3% de volume é uma abordagem eficaz para o tratamento do linfedema.
- Nível 2b: baixa pressão de repouso e alta pressão de trabalho para garantir a eficácia e o conforto das bandagens:
  - após 2 horas de uso há diminuição de 30% da pressão inicial;
  - recomenda-se reaplicar as bandagens em momentos regulares durante o dia.
- Nível 2b: roupas de compressão para redução do volume.
- Falta evidência da eficácia da DLM. Estudos recentes tem demonstrado omissão da DLM sem reduzir sua efetividade.

Por muitos anos, o exercício com carga foi contraindicado para paciente com linfedema, porém, de uns anos para cá, diversos estudos têm mostrado o benefício na diminuição dos sinais e sintomas, além de não ser um fator de risco para o desenvolvimento de linfedema (Simonavice, Kim e Panton, 2017). O ideal é que a carga seja prescrita com evolução de forma lenta e progressiva, a fim de não haver sobrecarga na musculatura envolvida (Schmitz *et al.*, 2009).

O *laser* de baixa potência pode ser utilizado no tratamento do linfedema. Li *et al.* (2016) realizaram uma revisão sistemática de 9 estudos, demostrando que o *laser* é capaz de reduzir o volume do membro e a dor. O mecanismo para a redução do volume do membro inclui a promoção da linfangiogênese e da estimulação da motilidade linfática. A fotobiomodulação também aumenta o fluxo linfático e reduz a fibrose intersticial que acompanha a estase linfática (Robijins *et al.*, 2017; Jang *et al.*, 2016). A fim de que esses objetivos sejam alcançados, a estimulação deve ocorrer na região de linfonodos cubitais e axilares remanescentes (Fig. 5-10).

Outra análise foi feita em relação ao uso de compressão pneumática, mostrando que não há diferenças significativas na porcentagem de redução de volume e sintomas subjetivos (peso, dor ou parestesia) entre a TFC isolada e a TFC associada à pressoterapia.

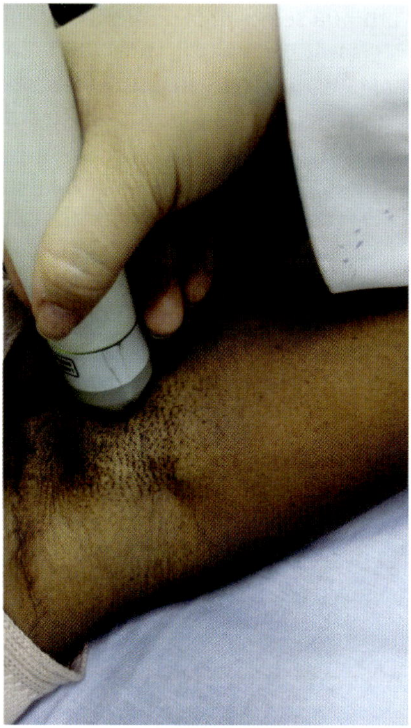

Figura 5-10. Estimulação da motilidade linfática na região de linfonodos axilares.

A pressoterapia é utilizada como uma técnica complementar na fase de redução (intensiva) ou manutenção. A compressão pneumática intermitente é feita por uma luva associada a um aparelho que faz uma drenagem linfática mecânica. Isso ocorre em razão do enchimento e esvaziamento das câmaras de ar dentro da luva. Deve ser aplicada uma pressão com valores entre 30 e 40 mmHg para o tratamento de linfedemas de membros superiores (Baiocchi, 2016).

O *taping* também pode ser utilizado em pacientes com linfedema; porém, ainda é uma técnica nova que necessita de mais estudos científicos com maior número de pacientes para comprovar sua eficácia. Uma metanálise com 7 estudos mostrou que o *taping* apresenta efeito positivo na redução do linfedema antes *versus* após o tratamento. No entanto, não é mais eficiente que outros tratamentos utilizados (Kasawara *et al.*, 2018).

Martins *et al.* (2015) demonstraram boa segurança e tolerância na utilização do *taping* em 24 pacientes com linfedema de membro superior. Nenhuma paciente apresentou lesões cutâneas e pouquíssimas tiveram descamação e vermelhidão da pele. Apesar de não notarem diferença do volume do membro após a intervenção, houve melhora na funcionalidade dos membros superiores, sendo que a maioria das pacientes relatou mais segurança para realização nas atividades diária.

O uso de vestimentas ajustáveis com velcro ou ilhós (Fig. 5-11) é uma solução simples para realizar o autocuidado, pois com a vestimenta os pacientes podem reajustar a pressão a cada 2 horas (Damstra e Partsch, 2013). A vestimenta é eficaz e bem tolerada, não só durante a terapia de manutenção, mas também na fase de tratamento

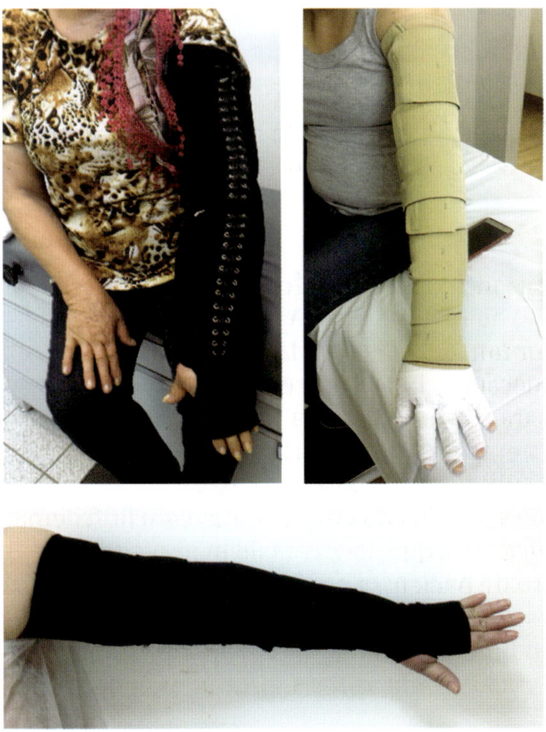

Figura 5-11. Vestimentas para redução do volume do linfedema em ilhós e em velcro.

descongestivo inicial (Mosti *et al.*, 2015) principalmente para quem mora em outras cidades onde não há fisioterapeuta especialista ou pacientes que não têm disponibilidade de realizarem tratamento diariamente (Campanholi *et al.*, 2017).

O tratamento do linfedema é algo complexo que necessita da total aderência do paciente em seguir todas as orientações e de um fisioterapeuta especialista que saiba aplicar as técnicas corretas para uma boa evolução.

O linfedema maligno é aquele que ocorre quando há comprometimento do fluxo linfático nos canais linfáticos e/ou linfonodos em razão da disseminação do tumor, podendo ter um início agudo com rápida progressão, resultando em alterações na cor da pele e fraqueza muscular. O linfedema maligno pode ser o primeiro sinal de recorrência do tumor (Weissleder, 2008).

A terapia física complexa auxilia na redução de volume do membro e na gravidade do linfedema, promovendo também a melhora da amplitude de movimento, dor e peso, sendo um método eficaz e útil (Liao, 2016). Entretanto, pacientes com linfedemas malignos precisarão de um tempo mais prolongado de acompanhamento acarretando mais idas à fisioterapia e custos adicionais.

Hwang *et al.*, 2013 realizaram um estudo com pacientes com linfedemas malignos, cujo tratamento era feito com terapia física complexa, porém sem DLM, demostrando que mesmo não utilizando esta técnica, houve melhora da qualidade de vida, na redução da dor e do volume dos membros superiores. Portanto, a DLM não apresentou benefícios para pacientes com linfedemas malignos, e sim o enfaixamento compressivo associado a cuidados da pele e exercícios.

REFERÊNCIAS BIBLIOGRÁFICAS

Baiocchi JMT. Fisioterapia em Oncologia. Curitiba: Appris, 2016.

Bevilacqua JLB, Bergmann A, Andrade, MF. Linfedema após o câncer de mama - Da epidemiologia ao tratamento. Rev Bras Mastologia 2008;18(4):171-8.

Camargo MC, Marx AG. Reabilitação física no câncer de mama. São Paulo: Roca; 2000.

Campanholi LL, Duprat Neto JP, Fregnani JHTG. Analysis of physical therapy in patients who had radical lymphadenectomy for cutaneous melanoma. Applied Cancer Research 2012;32(1):12-5.

Campanholi LL, Duprat Neto JP, Fregnani JHTG. Evaluation of inter-rater reliability of subjective and objective criteria for diagnosis of lymphedema in upper and lower limbs. J Vasc Bras 2015;14(1):16-21.

Campanholi LL, Duprat Neto JP, Fregnani JHTG. Goniometric analysis of affected joints in axillary, inguinal or ilioinguinal lymphadenectomies for the treatment of cutaneous melanoma. Applied Cancer Research 2009;29(4):162-6.

Campanholi LL, Lopes GC, Mansani FP et al. The validity of an adjustable compression velcro wrap for the treatment of patients with upper limb lymphedema secondary to breast cancer: a pilot study. Mastology 2017;27(3):206-12.

Damstra RJ, Partsch H. Prospective, randomized, controlled trial comparing the effectiveness of adjustable compression Velcro wraps versus inelastic multicomponent compression bandages in the initial treatment of leg lymphedema. J Vasc Surg Venous Lymphat Disord 2013;1(1):13-9.

Fabro EAN, Costa RM, Oliveira JF et al. Atenção fisioterapêutica no controle do linfedema secundário ao tratamento do câncer de mama: Rotina do Hospital do Câncer III/Instituto Nacional de Câncer. Rev Bras Mastologia 2016;26(1):4-8.

Gebres N, Verbelen H, De Vrieze T, Vos L, Devoogdt N, Fias L, Tjalma W. Current and future perspectives on the evaluation, prevention and conservative management of breast cancer related lymphoedema: A best practice guideline. Eur J Obstet Gynecol Reprod Biol 2017; 216:245-253.

Hwang KH, Jeong HJ, Kim GC, Sim YJ. Clinical effectiveness of complex decongestive physiotherapy for malignant lymphedema: a pilot study. Ann Rehabil Med 2013;37(3):396-402.

Jang D, Song D, Chang E, Jeon JY. Anti-inflamatory and lymphangiogenetic effects of low-level laser therapy on lymphedema in a experimental mouse tail model. Laser Med Sci. 2016, 31: 289-96.

Kasawara KT, Mapa JMR, Ferreira V, Added MAN, Shiwa SR, Carvas N Jr, Batista PA. Effects of Kinesio Taping on breast cancer-related lymphedema: A meta-analysis in clinical trials. Physiother Theory Pract 2018; 34(5):337-345.

Kim M, Shin KH, Jung SY et al. Identification of prognostic risk factors for transient and persistent lymphedema after multimodal treatment for breast cancer. Cancer Res Treat 2016;48:1330-7.

Lanza M, Bergmann A, Ferreira MG et al. Quality of life and volume reduction in women with secondary lymphoedema related to breast cancer. International Journal of Breast Cancer 2015;2015:586827.

Lawenda BD, Mondry TE, Johnstone PAS. Lymphedema: A primer on the identification and management of a chronic condition in oncology treatment. CA Cancer J Clin 2009; 59:8-24.

Li L, Yuan L, Chen X et al. Current treatments for breast cancer-related lymphoedema: a systematic review. Asian Pac J Cancer Prev 2016;17(11):4875-83.

Liao SF. Lymphedema characteristics and the efficacy of complex decongestive physiotherapy in malignant lymphedema. Am J Hosp Palliat Care 2016;33(7):633-7.

Lu SR, Hong RB, Chou W, Hsiao PC. Role of physiotherapy and patient education in lymphedema control following breast cancer surgery. Ther Clin Risk Manag 2015 Feb 25;11:319-27.

Martins JC, Aguiar SS, Fabro EAN, Costa RM, Lemos TV, Sá VGG, Abreu RM, Andrade MFC, Thuler LCS, Bergmann A. Safety and tolerability of Kinesio Taping in patients with arm lymphedema: medical device clinical study. Support Care Cancer 2015; 24(3):1119-1124.

Mosti G, Cavezzi A, Partsch H, Urso S, Campana F. Adjustable Velcro Compression Devices are More Effective than Inelastic Bandages in Reducing Venous Edema in the Initial Treatment Phase: A Randomized Controlled Trial. Eur J Vasc Endovasc Surg 2015; (50): 368-374.

Robijns J, Censabella S, Bulens P et al. The use of low-level light therapy in supportive care for patients with breast cancer: review of the literature. Lasers Med Sci 2017;32(1):229-42.

Schmitz KH, Ahmed RL, Troxel A et al. Weight lifting in women with breast-cancer – Related lymphedema. N Engl J Med 2009;361:664-73.

Simonavice E, Kim J, Panton L. Effects of resistance exercise in women with or at risk for breast cancer-related lymphedema. Support Care Cancer 2017;25(1):9-15.

Smith BG, Lewin JS. Lymphedema management in head and neck cancer. Curr Opin Otolaryngol Head Neck Surg. 2010;18(3):153-8.

Stillwell GK. Treatment of postmastectomy lymphedema. Mod Traet 1969; (2):396-412.

de Vries M, Vonkeman WG, van Ginkel RJ, Hoeskstra HJ. Morbidity after axillary sentinel lymph node biopsy in patients with cutaneous melanoma. Eur J Surg Oncol 2005;31:778-83.

Weissleder H, Schuchhardt C. Lymphedema diagnosis and therapy, 4th ed. Baden-Baden: Viavital Verlag Gmbh, 2008.

COMPLICAÇÕES DECORRENTES DO TRATAMENTO COMPLEMENTAR: RADIOTERAPIA, QUIMIOTERAPIA E HORMONIOTERAPIA

CAPÍTULO 6

Alessandra Tessaro
Laura Rezende

O risco de desenvolvimento de efeitos tardios e da permanência de limitações após o tratamento com câncer de mama estão associados a alguns fatores como o tipo, a dose e a duração do tratamento, específico tipo de agente quimioterápico, a realização de hormonioterapia/ radioterapia e a idade do paciente durante do tratamento.

RADIOTERAPIA NO CÂNCER DE MAMA

A radioterapia (RT) é o uso das radiações ionizantes no tratamento de doenças, principalmente no combate ao câncer. O principal objetivo é fornecer uma dose precisa de radiação a um volume tumoral com o menor dano possível aos tecidos sadios. As cirurgias conservadoras da mama têm indicação direta de radioterapia adjuvante. A RT locorregional melhora a sobrevida global das pacientes, aumentando em 20% o controle local. Apresenta-se, também, com importante atuação no alívio dos sintomas de doenças metastáticas, como nas metástases ósseas e cerebrais (Bostock, 2016).

Embora as técnicas do tratamento radioterápico do câncer de mama estejam evoluindo cada vez mais, ainda existem casos onde há necessidade de irradiar a cadeia linfática axilar, a fossa supraclavicular ou até mesmo a cadeia mamária interna, aumentando as comorbidades da paciente (Blomqvist *et al.*, 2004).

A fisioterapia desempenha um papel importante em todas as fases do tratamento radioterápico. No caso da mama, inicia-se no pré-tratamento, pois os posicionadores do aparelho (Fig. 6-1) exigem

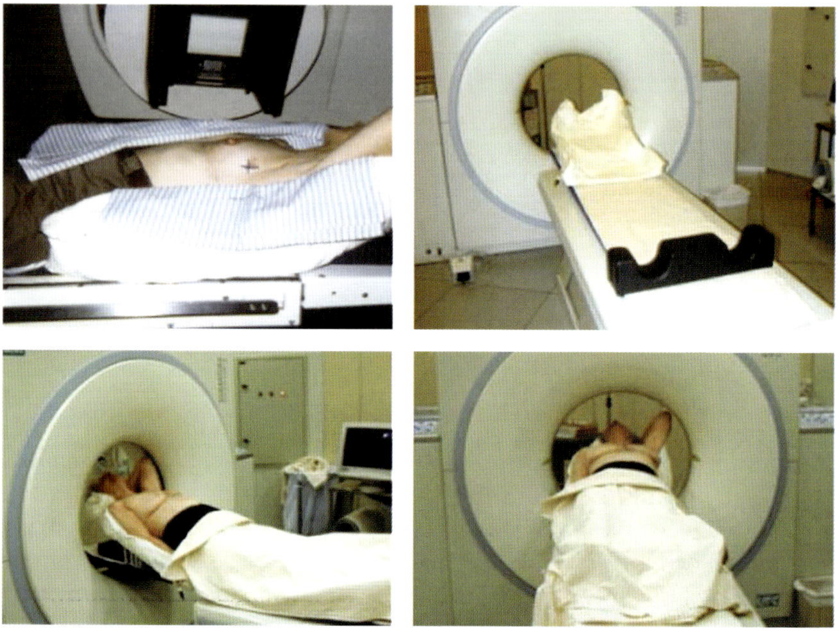

Figura 6-1. Posicionador da radioterapia da mama.

que a paciente fique em decúbito dorsal, com a mão ipsilateral ao tumor sob a cabeça e o rosto voltado para o lado contralateral, praticamente com a ADM do ombro completa. Atualmente, em alguns serviços de radioterapia, existe a opção da posição pronada da mama, onde a paciente fica em decúbito ventral, no entanto, nem todas as pacientes têm condições físicas para este módulo de tratamento (Fig. 6-2).

Os efeitos da RT classificados em agudos ocorrem até os três primeiros meses do tratamento. Atingem células da pele, membranas e mucosas, sendo o dano geralmente reparável (Bostock, 2016).

A dermatite actínica ou radiodermite é conhecida como o acúmulo de dose de radiação no tecido, mais frequente nas semanas finais do tratamento, em decorrência da lesão das células da camada basal da

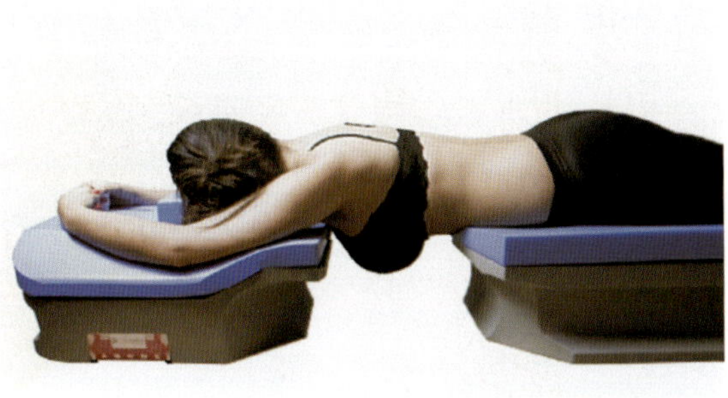

Figura 6-2. Posicionador com a mama pronada.

epiderme e exposição da derme. Ela se caracteriza por vermelhidão local, com dor tipo queimação, considerada uma queimadura complexa que ocorre das estruturas internas às externas, levando à desidratação da pele, ocasionando, algumas vezes, complicações secundárias como infecção local.

Os serviços de radioterapia, usualmente, têm acompanhamento semanal da paciente, tanto pelo médico rádio-oncologista, como pela equipe de enfermagem, pois os cuidados com a pele da área irradiada são imprescindíveis para o sucesso do tratamento. Alguns cuidados como:

- Manter a área irradiada limpa e seca.
- Lavar com água morna e sabão neutro.
- Evitar irritantes da pele como perfumes e loções à base de álcool.
- Usar roupas largas para evitar lesões de fricção, escolher sutiã de algodão, preferencialmente sem costuras ou rendas.
- Evitar produtos tópicos à base de metal (cremes com óxido de zinco ou desodorantes que contêm sais de alumínio).
- Após a aplicação da RT, fazer compressas com chá de camomila em temperatura ambiente.
- Evitar a exposição ao sol da área que está sendo tratada. Esse cuidado deve ser tomado até um ano após o término da radioterapia.

Os efeitos crônicos ocorrem dos seis primeiros meses a anos após a RT, atingem células de músculos, vasos sanguíneos e linfáticos. O dano, em geral, é permanente. A permeabilidade linfática, inclusive na mama contralateral, pode estar diminuída em função da realização da radioterapia (Perbeck *et al.*, 2006). O *Radiation Therapy Oncology Group* gradua a toxicidade aguda na pele irradiada de acordo com o grau e a característica, conforme demonstram as Figuras 6-3 a 6-6.

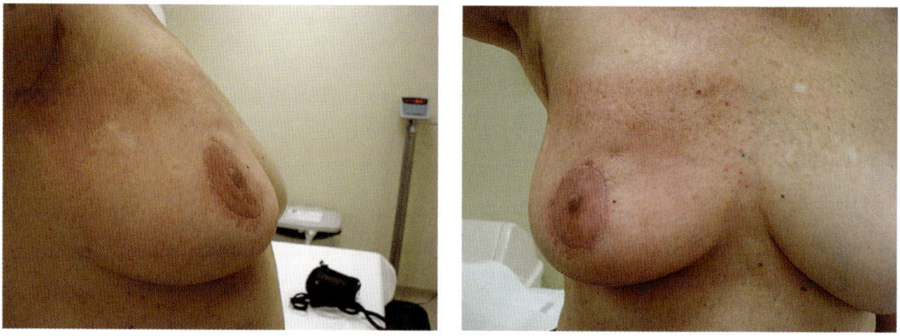

Figura 6-3. Grau I: eritema folicular moderado, epilação e descamação seca.

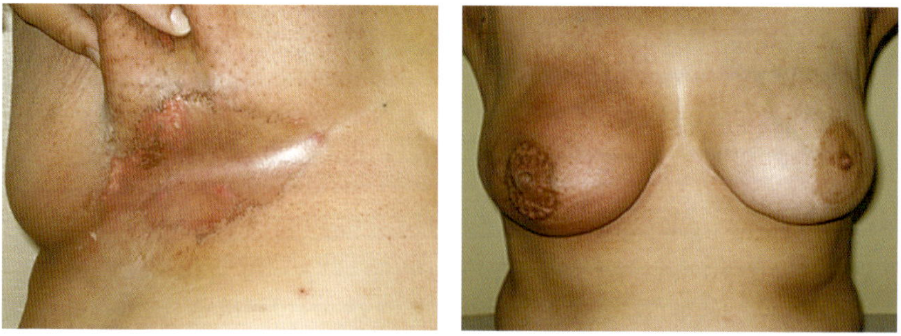

Figura 6-4. Grau II: eritema folicular intenso, edema moderado e descamação úmida.

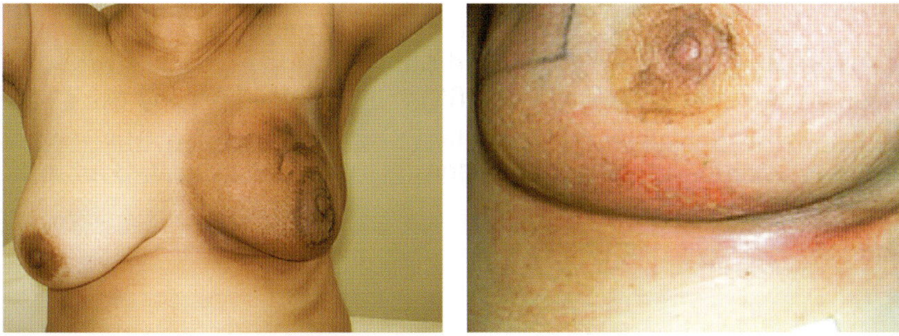

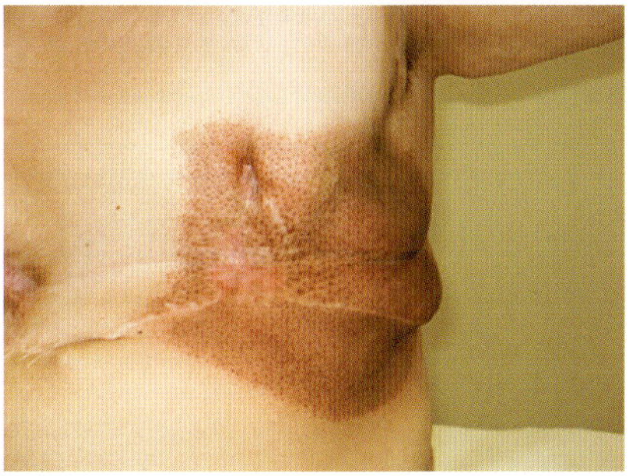

Figura 6-5. Grau III: eritema rubro-escuro, brilhante e doloroso. Edema em “casca de laranja” e descamação úmida confluente.

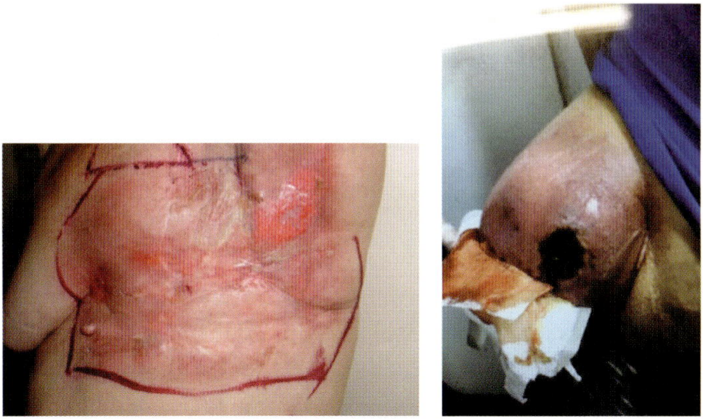

Figura 6-6. Grau IV: ulceração, hemorragia e necrose.

Tratamento Fisioterapêutico

O fisioterapeuta também contribui na orientação do paciente quanto aos cuidados com a pele que será irradiada, assim como na conscientização da importância de manter a mobilidade tecidual e a funcionalidade do membro superior. A cinesioterapia associada a terapias manuais e de analgesia, durante e após a radioterapia, promovem a manutenção da ADM, melhorando a qualidade de vida da paciente (Thomazini *et al.*, 2014).

Exercícios ativos da cintura escapular, técnicas de desbloqueio articular e manobras cicatriciais são essenciais para ganho e manutenção da ADM do ombro (Oliveira *et al.*, 2010). Importante também é a realização de alongamentos dos músculos de membro superior e cintura escapular, em especial do músculo peitoral. Exercícios globais e técnicas de terapia manual são algumas formas de tratamento (Lee *et al.*, 2007).

Algumas técnicas fisioterapêuticas que podem ser utilizadas:

- Exercícios ativos da cintura escapular.
- Correção e conscientização postural.
- Mobilização articular.
- Manobras cicatriciais.
- Mobilização tecidual adjacente.
- Alongamentos dos membros superiores.
- Terapia manual.
- Drenagem linfática manual.
- Mobilização manual superficial e delicada da prótese ou expansor de tecido.

As complicações mais comuns nos dois primeiros anos são a síndrome da rede axilar, retrações musculares causando limitações de movimento, linfedema, seroma, necroses, infecções e até extrusão da prótese mamária.

Segundo as Diretrizes para Assistência Interdisciplinar do Câncer de Mama (2014), as pacientes submetidas à radioterapia devem ter acompanhamento mensal, no período de 6 meses, para detecção precoce das complicações tardias do tratamento, que podem causar limitações da amplitude de movimento, bem como o surgimento do linfedema. Portanto, durante a RT as pacientes devem continuar os programas de reabilitação usualmente empregados, beneficiando-se com fisioterapia especializada por um longo período.

A fotobiomodulação pelo uso do *laser* de baixa potência é benéfica na prevenção e tratamento da radiodermite (Costa, 2015), assim como as placas de LED (Chaves *et al.*, 2014), sendo que ambos estimulam a reparação tecidual (Fulop *et al.*, 2009).

QUIMIOTERAPIA

A quimioterapia adjuvante consiste na administração de agentes químicos antitumorais, sendo utilizada após o tratamento cirúrgico e/ou radioterápico, atuando sobre as células potencialmente tumorais. Consiste no uso de drogas combinadas que permitem atingir populações celulares em diferentes fases do ciclo celular.

Essas drogas anticâncer podem ser classificadas em:

- Ciclo-inespecíficas: atuam nas células cancerosas, estando ou não no ciclo proliferativo.
- Ciclo-específicas: atuam somente nas células cancerosas em proliferação.
- Fase-específicas: atuam em específicas fases do ciclo celular. A quimioterapia tem a função de destruir as células cancerosas impedindo seu crescimento e multiplicação, porém, acaba afetando tecidos saudáveis, permitindo o desencadeamento de efeitos colaterais em função da toxicidade.

Alguns efeitos colaterais ocasionados pela quimioterapia são alterações emocionais na autoestima, sociais e na perda funcional, náuseas, vômitos, fadiga, alopecia, mucosite, alterações na pele e complicações como infecções, neuropatia periférica, neutropenia febril, toxicidade renal, hepática e cardíaca. Esses efeitos podem ser determinantes para a descontinuidade do tratamento, possibilitando a interrupção do mesmo (Runowicz, 2015).

Existem algumas precauções que devem ser levadas em conta no paciente que está realizando quimioterapia em relação à prescrição de exercícios. O número de plaquetas, hematócritos e hemoglobinas deve sempre ser analisado.

Quando o paciente apresenta plaquetopenia de 30.000 a 50.000/m^3, o paciente pode realizar exercícios ativos com pouca resistência e deambulação, de 20.000 a 30.000/m^3, realizar exercícios ativos ou passivos, porém sem resistência e deambulação. Caso as plaquetas estejam abaixo de 20.000/m³, a fisioterapia é contraindicada e o paciente pode realizar apenas atividades de vida diária essenciais (De Vita *et al.*, 2011).

Em relação ao hematócrito/hemoglobina, valores > 35%/ > 10 g/dL a cinesioterapia é liberada. Entre 25-23%/8-10 g/dL, exercícios ativos com pouca resistência podem ser prescritos, além da deambulação. Taxas < 25%/ < 8 g/dL realizar exercícios isométricos, passivos e atividades de vida diária essenciais (De Vita *et al.*, 2011).

Fadiga

A quimioterapia causa efeitos colaterais como a fadiga muscular, que é causada pela toxicidade das drogas, que leva à perda substancial de energia e desencadeia uma deficiência grave de desempenho físico, podendo causar inatividade física prolongada durante e após o tratamento de câncer, em decorrência de hipotrofia e diminuição de força muscular, risco de fraturas ósseas e também complicações cardiorrespiratórias (Runowicz, 2016).

A fadiga é a complicação mais comum do paciente com câncer durante a realização da fisioterapia. Cerca de 41% das pacientes que são submetidas à quimioterapia adjuvante referem fadiga de moderada à severa. Mesmo após o término do tratamento, 30% das mulheres ainda se queixam de fadiga, que frequentemente é identificado como a complicação que mais afeta a qualidade de vida e limita o retorno ao trabalho (van Vulpen *et al.*, 2016).

Os exercícios físicos proporcionam significativa melhora nos sintomas de fadiga (fadiga física) (van Vulpen *et al.*, 2016). O tipo de exercício a ser realizado deve ser individualizado e seguir as preferências da pessoa.

A realização de exercícios resistidos com duração entre 50 e 60 minutos, de 2 a 3 vezes por semana (Schmidt *et al.*, 2015) combinados com a realização de exercícios aeróbicos por 30 minutos 5 vezes por semana (Casla *et al.*, 2015) melhoram significativamente os sintomas de fadiga em mulheres no pós-operatório de câncer de mama submetidas à quimioterapia adjuvante.

É importante que outras causas sejam descartadas pelo oncologista clínico, como anemia, disfunção da tireoide e/ou cardíaca. Questões como alterações de humor, distúrbios do sono e dor também podem estar influenciando a intensidade da fadiga.

Cognição

Mais de 75% das mulheres durante o tratamento de câncer de mama e 35% após o término do tratamento referem prejuízos da função cognitiva (Runowicz *et al.*, 2016). As funções cognitivas são compostas por memória, raciocínio, atenção, aprendizado, imaginação, linguagem, cálculo e habilidades visuoespaciais, sendo fundamentais na relação do indivíduo consigo mesmo e com o meio em que vive (Untura e Rezende, 2012).

O prejuízo cognitivo tem consequências diretas na vida do paciente, interferindo nas atividades de vida diária relacionadas com a capacidade do indivíduo em executar, de forma independente, as atividades consideradas essenciais à sua sobrevivência e, consequentemente, na manutenção de suas relações sociais, prejudicando, também, o desempenho profissional, causando grandes impactos na sua qualidade de vida (Runowicz *et al.*, 2016).

O fisioterapeuta deve avaliar as funções cognitivas da paciente, valorizando os relatos de familiares. O diagnóstico diferencial com depressão, estresse, demência, exercícios neurocognitivos trazem bons resultados a essas mulheres (Runowicz *et al.*, 2016) associados a exercícios aeróbicos (Casla *et al.*, 2014).

Náuseas e Vômitos

Os sintomas de náuseas e vômitos não são sinônimos, sendo a náusea uma sensação desagradável associada à necessidade de vomitar, enquanto o vômito é a expulsão forçada de conteúdo gástrico pela boca. Náusea é definida como uma sensação desagradável subjetiva, referida na faringe e no abdome superior, associada ao desejo de vomitar, podendo ser breve ou prolongada. Ocorre, geralmente, em ondas, na maioria das vezes precedendo o episódio de vômito, embora possa ocorrer de forma isolada. Já o vômito é definido como uma expulsão forçada do conteúdo gástrico pela boca através de uma forte e sustentada contração da musculatura abdominal e diafragmática e relaxamento da cárdia gástrica, podendo, na maioria das vezes, ser precedido por vômito seco. O vômito seco é definido por contrações rítmicas e espasmódicas dos músculos respiratórios, incluindo o diafragma, músculos da parede torácica e abdominal, sem a expulsão do conteúdo gástrico pela boca.

As drogas, em especial as quimioterápicas, em razão de seu elevado nível de toxicidade, são uma das causas principais da ocorrência de náuseas e vômitos, uma vez que muitas atuam na zona de gatilho do 4° ventrículo, induzindo os sintomas (Fedman, 1989).

As náuseas e vômitos causam grande impacto na vida do paciente, sendo classificadas de acordo com o grau de complicações, em graus de 1 a 5, conforme os critérios estabelecidos pela *Common Terminology Criteria for Adverse Events.*

- Grau 1: presença de náusea gerando perda do apetite sem alteração do paladar; entre 1 e 2 episódios de vômitos separados por 5 minutos, em 24 horas.
- Grau 2: presença de náusea gerando redução na ingesta oral sem perda de peso significativa, desnutrição ou desidratação; entre 3 e 5 episódios de vômitos separados por 5 minutos, em 24 horas.
- Grau 3: presença de náusea gerando ingesta calórica e hídrica inadequada em consequência ao desconforto causado pelas náuseas; 6 episódios de vômitos separados por 5 minutos, em 24 horas.
- Grau 4: náuseas e vômitos com consequências que ameaçam a vida.
- Grau 5: náuseas e vômitos levando à morte.

Diante de uma mulher com náuseas e vômitos pós-quimioterapia, principalmente aquelas cujo tratamento farmacológico não está sendo completamente eficaz, o fisioterapeuta tem como recursos a acupuntura, eletroacupuntura (método terapêutico que utiliza aparelhos elétricos conectados às agulhas, transmitindo estímulos aos pontos de acupuntura), estimulação elétrica transcutânea (TENS), *laser* pontual e acupressão (utilização de pequenas punções na pele, substituindo a agulha por pressão com os dedos, mas seguindo os mesmos princípios da acupuntura tradicional).

O ponto de acupuntura cuja estimulação induz o controle de náusea e vômitos é conhecido como P6, pericárdio 6 ou PC6 (Neiguan - passagem interna) (Fig. 6-7), e é considerado um dos maiores pontos do sistema de meridianos. O P6 localiza-se no nervo mediano, entre os tendões dos músculos palmar longo e flexor radial do carpo no antebraço, a um sexto da distância entre o retináculo dos flexores e a fossa cubital (Saad e Medeiros, 2008).

Neuropatia Periférica

A neuropatia periférica, incluindo dormência, formigamento e dor em queimação é uma queixa comum de pacientes que realizam ou realizaram quimioterapia, comumente (30-40%) em usuários de taxanos e derivados da platina (Runowicz *et al.*, 2016).

O fisioterapeuta deve fazer uma criteriosa avaliação da sensibilidade (com estesiômetro), testes térmicos, de vibração e sensação dolorosa.

Os *lasers* 630-670 nm/808-830 nm são recursos promissores para analgesia gerada pela neuropatia periférica (Hsieh *et al.*, 2016). O *laser* deve ser aplicado em toda a região do plexo braquial e/ou crural (Fig. 6-8).

Pode ser realizada, também, dessensibilização do nervo periférico (com diferentes texturas), exercícios de equilíbrio e treino de marcha.

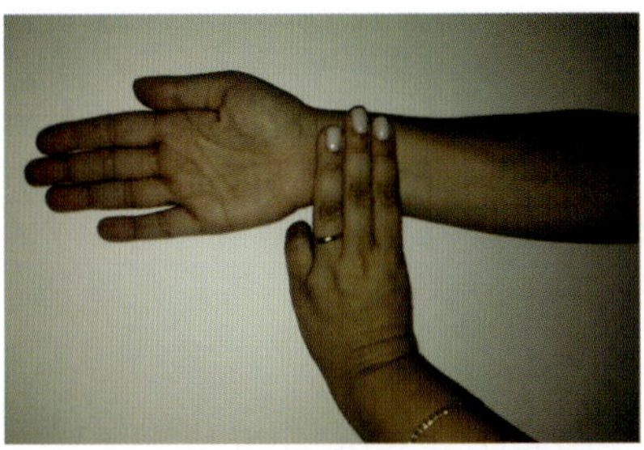

Figura 6-7. Ponto P6.

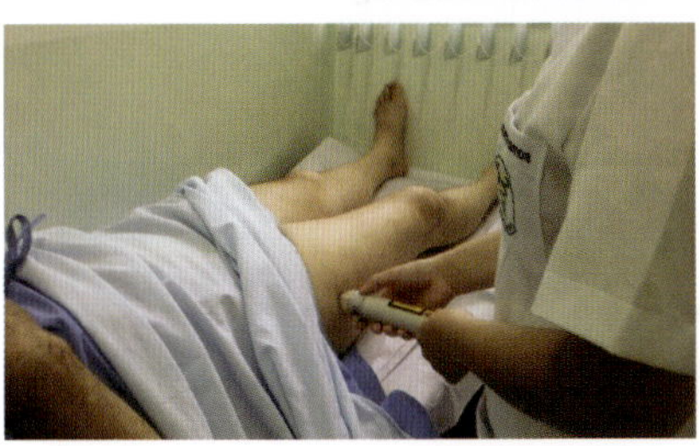

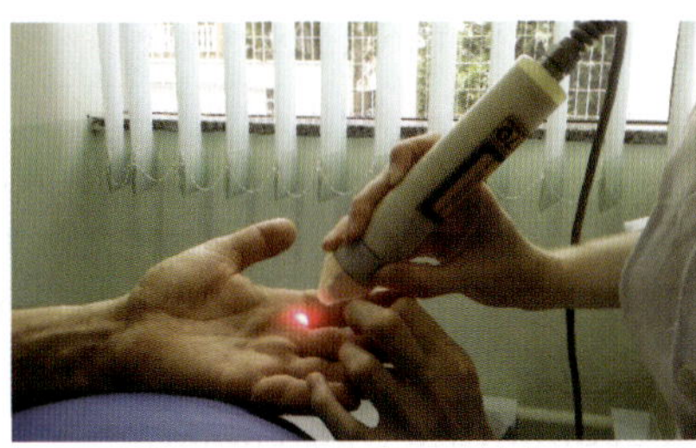

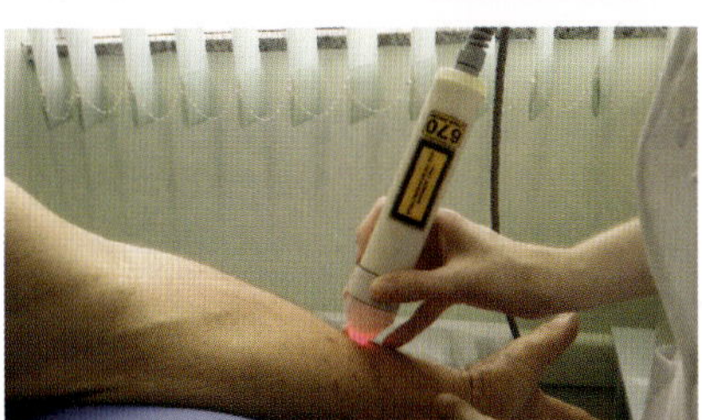

Figura 6-8. Aplicação de *laser* em paciente com neuropatia periférica.

Mucosite Oral

A mucosite oral (Fig. 6-9) é definida como um processo inflamatório que ocorre na mucosa oral, seguida por dor intensa, podendo comprometer a deglutição, a ingestão de alimentos, a higiene oral e a capacidade de comunicação do paciente, levando à interrupção ou alteração do tratamento (Zecha *et al.*, 2016a).

O *laser* 630-670 nm tem sido utilizado para prevenção e tratamento da mucosite oral com bons resultados (Fig. 6-10), com aplicações pontuais sobre a lesão em caso de presença de mucosite. Quando o objetivo for a prevenção, pode-se usar o modo pontual em toda a cavidade oral, (Zecha *et al.*, 2016b). Comissura labial, mucosa bucal e

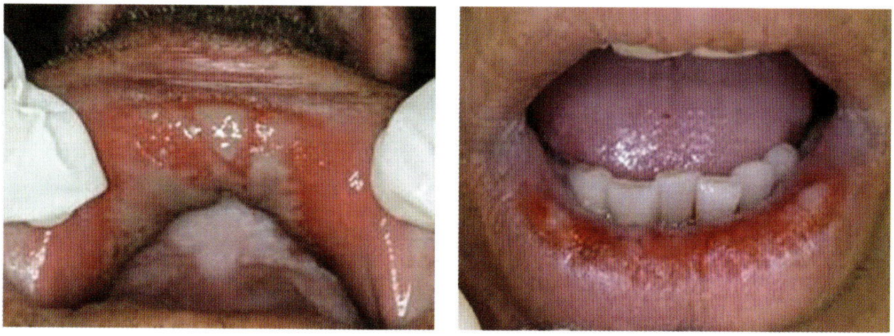

Figura 6-9. Mucosite oral pós-quimioterapia.

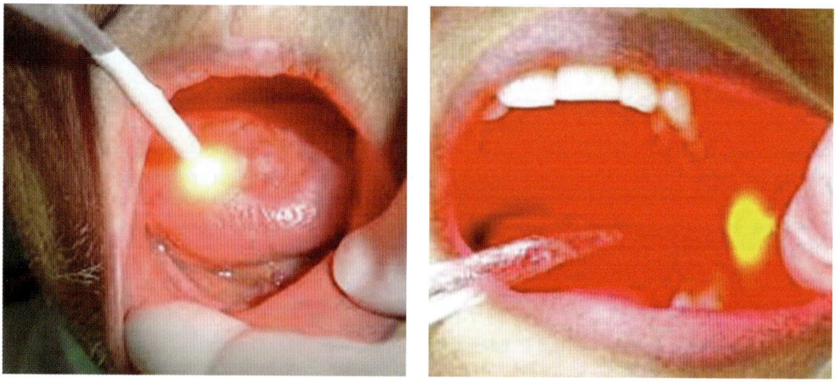

Figura 6-10. Aplicação de *laser* em mucosite.

labial, borda anterior, lateral e ventral da língua, assoalho da boca e palato são locais para a aplicação do *laser*.

O *laser* 630-670 nm previne e reduz a prevalência, severidade e duração da mucosite oral de pacientes em tratamento quimio e/ou radioterapêutico, diminuindo a severidade e duração da dor (Zecha *et al.*, 2016a, Zecha *et al.*, 2016b).

HORMONIOTERAPIA

A hormonioterapia medicamentosa é a técnica pela supressão ou adição de hormônios circulantes. Os hormônios utilizados na terapêutica do câncer, assim como os quimioterápicos antineoplásicos, atuam sistemicamente e exercem seus efeitos citotóxicos tanto sobre as células tumorais como sobre as células normais, dessa forma a ação terapêutica acompanha efeitos colaterais indesejáveis.

Os inibidores da aromatase (IAs) são medicamentos empregados no tratamento do câncer de mama com receptor hormonal positivo em pacientes na pós-menopausa. Já o tamoxifeno é utilizado em mulheres na pré-menopausa. Essas drogas atuam por meio da inibição da conversão periférica de androgênios em estrogênios, reduzindo a concentração sérica desses últimos em mais de 95% (Fields *et al.*, 2016).

Os principais efeitos colaterais são dores musculoesqueléticas, artralgias, fraturas, irritação, dentre outras, sendo esses sintomas muito frequentes nas usuárias de IAs e pouco frequentes nas usuárias de tamoxifeno. Cerca de 50% dos usuários de IAs referem artralgia e 20% abandonam o tratamento em função dos efeitos colaterais, que têm impacto significativo na qualidade de vida da paciente (Fields *et al.*, 2016).

A perda de massa óssea em mulheres com câncer de mama é significantemente maior. Mais de 80% experimenta algum grau de perda óssea. O risco de desenvolvimento de osteoporose aumenta pela indução prematura à menopausa pela quimioterapia, terapias antiestrogênicas, supressão da função GnRH e uso de glicocorticoides. Associado a esses fatores, somam-se fatores de risco conhecidos como idade, história de fratura prévia, história familiar de fratura e estilo de vida (fumar, excesso de álcool, exercícios inadequados, baixo nível de cálcio e deficiência de vitamina D).

Mulheres na pós-menopausa tratadas com IAs têm risco muito aumentado de desenvolvimento de osteoporose. Estratégias para reduzir a morbimortalidade incluem educação sobre os fatores de risco e estilo de vida. Deve haver a realização de exercícios aeróbicos e exercícios com carga (musculação, por exemplo).

O uso dos IAs também pode aumentar os níveis de colesterol e o risco de desenvolvimento de diabetes.

Na avaliação fisioterápica devem ser observados:

- Intensidade da dor.
- Articulações dolorosas.
- Força muscular.
- Capacidade funcional.
- Densitometria óssea.

A paciente, mesmo sedentária, apresenta melhora dos sintomas de artralgia mediante um programa bem estruturado de exercícios físicos (Irwin *et al.*, 2015).

- Exercícios ativos resistidos supervisionados 2 vezes na semana: aumento de carga progressiva.
- Exercício aeróbico (150 minutos por semana, preferencialmente distribuídos em 30 minutos por dia, 5 dias da semana): caminhada ou bicicleta estacionária, por exemplo.
- Alongamento muscular (englobando músculos de tronco, MMSS e MMII).

REFERÊNCIAS BIBLIOGRÁFICAS

Blomqvist L, Stark B, Engler N, Malm M. Evaluation of arm and shoulder mobility and strength after modified radical mastectomy and radiotherapy. Acta Oncol 2004;43:280-3.

Bostock S, Bryan J. Radiotherapy-induced skin reactions: assessment and management. Br M J 2016;25(4):S18, S20-4.

Casla S, Hojman P, Márques-Rodas I et al. Running away from side effects: physical exercise as a complementary intervention for breast cancer patients. Clin Transl Oncol 2015; 17 (3): 180-96.

Chaves MEA et al. Effects of low-power light therapy on wound healing: LASER x LED. Artigo de Revisão. Anais Brasileiros de Dermatologia 2014;616-23.

Costa MM. Laser InGaAIP (660nm) na prevenção de radiodermatite em pacientes com câncer de mama submetidas à radioterapia adjuvante.

Dissertação de Mestrado. Universidade do Vale do Sapucaí. Pouso Alegre (MG), 2015.

De Vita VT, Helmann S, Rosenberg SA. Cancer: Principles & Practices of Oncology. Philadelphia: LWW, 2011.

Dias EN, et al. Diretrizes para assistência interdisciplinar em câncer de mama. Ed Revinter. 2014.

Fedman M. Gastrointestinal disease. Philadelphia: WB Saunders Company, 1989.

Fields J, Richardson A, Hopkinson J, Fenlon D. Nordic walking as an exercise intervention to reduce pain in women with aromatase inhibitor associated arthralgia: a feasibility study. J Pain Symptom Manage 2016;52(4):548-59.

Fulop AM et al. A meta-analysis of the efficacy of phototherapy in tissue repair. Photomedicine and Laser Surgery 2009;27(5):695-702.

Hsieh WL, Chou LW, Hong SF et al. Laser acupuncture attenuates oxaliplatin-induced peripheral neuropathy in patients with gastrointestinal cancer: a pilot prospective cohort study. Acupunct Med 2016;34:398-405.

Irwin, ML, Cartmel B, Gross CP et al. Randomizes exercise trial of aromatase inhibitor-induced arthralgia in breast cancer survivors. J Clin Oncol 2016;33(10):1104-11.

Lee TS, Kilbreath SL, Refshauge KM et al. Pectoral stretching program for women undergoing radiotherapy for breast cancer. Breast Cancer Res Treat 2007;102(3):313-21.

Oliveira MM, De Souza G, Miranda M et al. Exercícios para membros superiores durante radioterapia para câncer de mama e qualidade de vida. Rev Bras Ginecol Obstet 2010;32(3):133-8.

Perbeck L, Celebioglu F, Svensson L, Danielsson R. Lymph circulation in the breast after radiotherapy and breast conservation. Lymphology 2006;39(1):33-40.

Runowicz CD, Leach CR, Henry NL et al. American Cancer Society/ American Society of Clinical Oncology Breast Cancer Survivorship Care Guideline. J Clin Oncology 2016;66(1):43-73.

Saad M, Medeiros R. Prevenção e tratamento de náuseas e vômito de diversas etiologias pela pressão sobre o ponto de acupuntura P6. Einstein: Educ Contin Saude 2008;6:44-5.

Schmidt ME, Wiskemann J, Armbrust P, et al. Effects of resistance exercise on fatigue and quality of life in breast cancer patients undergoing adjuvant chemotherapy: A randomized controlled trial. Int J Cancer. 2015 Jul 15;137(2):471-80.

Thomazine A, Tessaro A, Pinho A et al. Diretrizes para assistência interdisciplinar em câncer de mama. Rio de Janeiro: Ed. Revinter, 2014.

Untura LP, Rezende LF. A função cognitiva em pacientes submetidos à quimioterapia: uma revisão integrativa. Rev Bras Cancerol 2012;58(2):257-65.

USA: Lippincott Williams & Wilkins, 8th ed. 2008.

van Vulpen JK, Peeters PHM, Velthuis MJ et al. Effects of physical exercise during adjuvant breast cancer treatment on physical and phychosocial dimensions of cancer-related fatigue: a meta-analysis. Maturitas 2016;85:104-11.

Zecha JAEM, Racher-Durlacher JE, Nair RG et al. Low-level laser therapy/photobiomodulation in the management of side effects of chemoradiation therapy in head and neck cancer: part 1: mechanisms of action, dosimetric, and safety considerations. Support Care Cancer 2016a;24(6):2781-92.

Zecha JAEM, Racher-Durlacher JE, Nair RG et al. Low-level laser therapy/photobiomodulation in the management of side effects of chemoradiation therapy in head and neck cancer: part 2: proposed applications and treatment protocols. Support Care Cancer 2016b;24(6):2793-805.

ÍNDICE REMISSIVO

Entradas acompanhadas por um *f* ou *q* em itálico
indicam figuras e quadros, respectivamente.

D

E

F

G

H

I

L